From Symptoms to
Diagnosis
and Treatment

症候から診断・治療へ

循環器診療のロジックと
全人的アプローチ

著 磯部 光章　東京医科歯科大学循環器内科 主任教授
Mitsuaki Isobe

メディカル・サイエンス・インターナショナル

From Symptoms to Diagnosis and Treatment :
Clinical Logics of Cardiovascular Medicine Based on Comprehensive Approach
First Edition
by Mitsuaki Isobe

© 2017 by Medical Sciences International, Ltd., Tokyo
All rights reserved.
ISBN 978-4-89592-876-2

Printed and Bound in Japan

はじめに

　筆者は1992年以来，東京大学医学部，信州大学医学部，東京医科歯科大学医学部で，四半世紀にわたって内科，循環器内科の臨床教育に従事し，講義・演習・実習・回診・ゼミ・OSCEなど様々な形態の教育をするなかで試行錯誤を繰り返してきた．ちょうど医学教育の大変革期にもあたり，欧米から様々な斬新な教授方法や医療技法が紹介され，国内でも議論され，さかんに導入される時期でもあった．PBL，チュートリアル，OSCE，CBT，医療面接，模擬患者，early exposure，クリニカル・クラークシップ，スキルスラボ，など列挙できないほどである．教育に従事するなかで気づいたことは，まず医学生が大学受験の勉強法から脱却できず優れた医師に必要な「柔軟な思考」をもつ妨げになっていること，医師を目指した当初にはもっているナイーブな「患者に寄り添おうとするモチベーション」が医学知識の充実とともに失われていく現実であった．医学生は学ぶ過程で圧倒的なボリュームの，しかも魅惑に満ちた医学を吸収し，症状・症候・病態に目を奪われる．大事なことであるが，それと同時に失われる人間性に関わる部分があると，彼らを教えながら感じてきた．

　教育の方法論を考えるうえで最も大切な要素は，学生のモチベーションを高めること，疾患や症候を覚えるのではなく，基礎的な病態理解や理論をもとにして個々の患者の問題を論理的に把握する能力を養うこと，医師の五感をもって行うべき身体所見の取得，そして何より個々の患者の疾患にまつわるナラティブに関心をもつナイーブな心を涵養すること，といったゴールを実現することにあると思うに至った．旧来型の座学の講義であっても，学生の考える力を引き出すことは可能である．紙の上の患者であっても，共感を持って，患者の思いや苦悩にアプローチすることは可能である．授業の形態を問わず医学教育で最も重要なことは，学生との対話であり，伝えようとするメッセージの熱さであることを体得してきた．本書はこのような試行錯誤の過程で行ってきた筆者自身の講義・演習の記録である．2年生から6年生に及ぶ様々な形態の授業を記録した．スライドやプリントなどの資料を図表として配し，学生との対話は可能な限りそのまま残した．

　1章は循環器の臨床講義を始めるに際して，いかに基礎的な知識の応用ができないかを自覚してもらうために行ったミニテストとその解説である．2章は示唆に富む症例を通じて，何を目指して臨床の勉強をすべきか感じ取ってもらうために行った講義である．医療面接の3章は低学年に，身体所見についての4章クルズスは高学年で行った授業の記録であり，5章の臨床推論はクリニカル・クラークシップを終えた学生への総括的な授業である．6章から9章のケースは，それぞれの症候から行う病態診断の過程のシミュレーションで，担当学生がポイントごとの発表を行う参加型ケーススタディである．最後の2章は少人数の学生を対象に，個別の症例の症候から，情報収集，鑑別，診断，治療方針の決定などを考えさせながら行った学生参加型のクルズスであり，最も力を入れてきた演習である．これらの授業を通じて伝えようとしたメッセージは，サイエンスとしての医学とアートとしての医療の特質，そしてその融合こそが臨床の神髄であり，臨床医に求められる資力の源泉であるという筆者の信念である．

　筆者は20年に及ぶ教員生活のなかで，2つの大学で計9回，ベストティーチャーやベストプロフェッサーとして学生の投票で表彰されてきた．教員としてこれに過ぐる喜びはない．本書はその授業の記録として，医学生の勉学の参考にしていただくと同時に，医学教育に携わる多くの医師にも1つの方法論の例示として参考としていただきたく，執筆したものである．諸兄のお役に立てば幸いである．

平成29年3月
磯部　光章

目　次

1 ミニテストと基礎復習 …………………………………………………………… 1
2 プライマリ・ケアを実践するために …………………………………………… 11
3 循環器疾患と病歴のとり方 —医療面接の極意 ………………………………… 25
4 心臓病の身体所見と胸部X線 …………………………………………………… 39
5 臨床診断のロジック ……………………………………………………………… 53
6 ケース：失神 ……………………………………………………………………… 67
7 ケース：発熱 ……………………………………………………………………… 85
8 ケース：息切れ …………………………………………………………………… 101
9 ケース：下腿浮腫 ………………………………………………………………… 119
10 診断プロセスのロジック —反復する胸部圧迫感を訴える45歳，女性の診断
　………………………………………………………………………………………… 135
11 患者の人生を考えた診断と治療 —片麻痺を起こした28歳，妊婦の診療
　………………………………………………………………………………………… 161

検査基準値一覧 ……………………………………………………………………… vi
キーフード索引 ……………………………………………………………………… 188

検査基準値一覧

項目	基準値	単位	項目	基準値	単位
●血算					
WBC：白血球数	3,300〜8,190	×/μl	MCHC：平均赤血球ヘモグロビン濃度	31.6〜35.2	%
RBC：赤血球数	男性430〜530, 女性375〜492	$×10^4/μl$	PLT：血小板数	16.2〜32.9	$×10^4/μl$
			Neut：好中球	37.4〜68.5	%
HGB：ヘモグロビン濃度	男性13.3〜16.5, 女性11.5〜14.7	g/dl	St：杆状核球	≦5	%
			Seg：分節核球	35〜68	%
			Mono：単球	3.7〜8.8	%
HCT：ヘマトクリット	男性39.7〜48.7, 女性34.5〜44.3	%	Eos：好酸球	≦6.4	%
			Baso：好塩基球	0.2〜1.4	%
			Lymp：リンパ球	8.6〜23.8	%
MCV：平均赤血球容積	80〜98	fl	CHr：平均網赤血球HGB含量	28.9〜33.8	pg
MCH：平均赤血球ヘモグロビン量	27.7〜33.2	pg	Reti：網状赤血球比率	0.7〜1.9	%
●生化学					
TP：総蛋白	6.3〜8.0	g/dl	Mg：マグネシウム	1.8〜2.4	mg/dl
Alb：アルブミン	≧4.0	g/dl	Fe：鉄	60〜160	μg/dl
A/G：アルブミン/グロブンリン比	1.1〜1.8		UIBC：不飽和鉄結合能	110〜350	μg/dl
			TIBC：総鉄結合能	250〜430	μg/dl
T-Bil：総ビリルビン	0.2〜1.2	mg/dl	T-Chol：総コレステロール	140〜220	mg/dl
D-Bil：直接ビリルビン	≦0.4	mg/dl			
ID-Bil：間接ビリルビン	≦0.5	mg/dl	F-Chol：遊離コレステロール	30〜70	mg/dl
GOT（AST）	10〜35	U/L 37℃			
GPT（ALT）	5〜35	U/L 37℃	ESTER：コレステロールエステル比	66〜80	%
LDH：乳酸脱水素酵素	130〜250	U/L 37℃			
ALP：アルカリホスファターゼ	100〜330	U/L 37℃	TG：中性脂肪	55〜150	mg/dl
			PL：リン脂質	150〜250	mg/dl
γ-GTP	10〜75	U/L 37℃	NEFA：遊離脂肪酸	0.1〜0.9	mEq/L
CHE：コリンエステラーゼ	229〜521	U/L 37℃	LDL-C：LDLコレステロール	60〜119	mg/dl
LAP：ロイシンアミノペプチターゼ	30〜70	U/L 37℃	HDL-C：HDLコレステロール	40〜70	mg/dl
CK：クレアチンキナーゼ	男性62〜287, 女性45〜163	U/L 37℃	B-Lipo：βリポ蛋白	150〜500	mg/dl
			Lp(a)：リポ蛋白(a)	<30	mg/dl
ALD：アルドラーゼ	1.2〜6.0	U/L 37℃	Cu：血清銅	60〜130	μg/dl
AMY：アミラーゼ	33〜120	U/L 37℃	Zn：血清亜鉛	80〜140	μg/dl
CRP：C反応性蛋白	≦0.25	mg/dl	LIPAS：リパーゼ	13〜49	U/L 37℃
BUN：血中尿素窒素	8〜20	mg/dl	NH_3：アンモニア	15〜45	μg/dl
UA：尿酸	2.1〜8.9	mg/dl	GLU：血糖（グルコース）《血漿》	100〜125	mg/dl
Cr：クレアチニン	男性≦1.00, 女性≦0.70	mg/dl			
			IRI：インスリン精密測定	1.9〜13.7	μIU/ml
GLU：血糖（グルコース）《血清》	60〜90	mg/dl	HbA1c	5.6〜6.4	%
			T4：サイロキシン	5.8〜11.2	μg/dl
Na：ナトリウム	135〜148	mEq/L	FT4：遊離サイロキシン	0.8〜1.8	ng/dl
K：カリウム	3.6〜5.2	mEq/L	T3：トリヨードサイロニン	0.68〜1.64	ng/ml
Cl：クロール	98〜108	mEq/L			
Ca：カルシウム	8.6〜10.2	mg/dl	FT3：遊離トリヨードサイロニン	2.1〜4.0	pg/ml
IP：無機リン	3.0〜4.7	mg/dl			
Ca/IP：カルシウム/無機リン比	1.9〜3.2		TSH：甲状腺刺激ホルモン	0.34〜3.88	μIU/ml

項目	基準値	単位	項目	基準値	単位
TBG：サイロキシン結合グロブリン	15.9〜35.6	μg/ml	BNP：ヒト脳性ナトリウム利尿ペプチド	≦18.4	pg/ml
GH：成長ホルモン	男性≦0.97, 女性≦3.61	ng/ml	CPR：Cペプチド	0.62〜2.54	ng/ml
			ASO	≦239	IU/ml
ACTH：副腎皮質刺激ホルモン	7.2〜63.3	pg/ml	ASK	<2,560	倍
			RF：リウマトイド因子	≦11	IU/ml
PTH：副甲状腺ホルモンインタクト	10〜65	pg/ml	U-ALB：尿中アルブミン	<2.00	mg/dl
			ESR 1h：血球沈降速度 1時間値	男性≦10, 女性≦14	mm
コルチゾール	3.7〜19.4	μg/dl			
ADH：抗利尿ホルモン	≦3.8	pg/ml	出血時間	1〜5	分

● 内分泌

項目	基準値	単位	項目	基準値	単位
PRL：プロラクチン		ng/ml	FSH：卵胞刺激ホルモン		mIU/ml
非妊娠女性　卵胞期	4.6〜26.8		非妊娠女性　卵胞期	2.2〜11.5	
排卵期	6.0〜40.9		排卵期	2.1〜18.6	
黄体期	1.2〜33.6		黄体期	1.1〜10.6	
LH：黄体形成ホルモン		mIU/ml			
非妊娠女性　卵胞期	1.2〜13.3				
排卵期	1.3〜55.7				
黄体期	0.5〜16.5				

● 凝固

項目	基準値	単位	項目	基準値	単位
aPTT：活性化部分トロンボプラスチン時間	26.9〜40.9	秒	ATⅢ：アンチトロンビンⅢ	80〜130	%
PT：プロトロンビン時間	81〜131.6	%	PC：プロテインC ラテックス凝集免疫測定	70〜140	%
PTINR	1.0		FDP：フィブリン/フィブリノーゲン分解産物	≦5	μg/ml
HPT：ヘパプラスチンテスト	≧67	%	DD：Dダイマー	<1	μg/ml
Fbg：フィブリノーゲン	160〜400	mg/dl	SF：可溶性フィブリン	<7	μg/ml

● 血液ガス

項目	基準値	単位	項目	基準値	単位
PaO_2：酸素分圧	80〜100	Torr	HCO_3^-：重炭酸イオン	22〜26	mEq/L
SaO_2：酸素飽和度	94〜98	%	pH	7.35〜7.45	
$PaCO_2$：二酸化炭素分圧	35〜45	Torr	BE	0±2	mEq/L

注　意

本書に記載した情報に関しては，正確を期し，一般臨床で広く受け入れられている方法を記載するよう注意を払った。しかしながら，著者ならびに出版社は，本書の情報を用いた結果生じたいかなる不都合に対しても責任を負うものではない。本書の内容の特定な状況への適用に関しての責任は，医師各自のうちにある。

　著者ならびに出版社は，本書に記載した薬物の選択，用量については，出版時の最新の推奨，および臨床状況に基づいていることを確認するよう努力を払っている。しかし，医学は日進月歩で進んでおり，政府の規制は変わり，薬物療法や薬物反応に関する情報は常に変化している。読者は，薬物の使用にあたっては個々の薬物の添付文書を参照し，適応，用量，付加された注意・警告に関する変化を常に確認することを怠ってはならない。これは，推奨された薬物が新しいものであったり，汎用されるものではない場合に，特に重要である。

1 ミニテストと基礎復習

磯部 今日のミニテストですが，全部これまでにやった内容です。これから解説していきますが，君たちは基礎をやって，これから臨床と思っているかもしれませんが，基礎というのは臨床です。君たちが基礎だと思ってやってきた領域はすべて，臨床の循環器学です。技術的なことを別にすれば，こういうもののうえに病気の診断があり，治療があるわけです。

　診断・治療は時とともに大きく変わっていきます。僕が40年近く前に大学で学んだ診断法・治療法は，今と全然違います。ですから，現在の最新知見を一生懸命覚えることよりも，これまで皆さんが勉強したような基礎的な病態，あるいは解剖，薬理や生化学，生理などが病気の理解には大事であって，病気や病態が理解できれば診断法や治療法がいかように変わろうともキャッチアップできる，そういう勉強をしなければいけません。不足があるところが今日わかったと思いますので，もう一度今まで勉強したことを復習してください。それでは解説をしていきます。

---

1. BNP (brain natriuretic peptide) の生理的作用は何ですか。主要分泌臓器（組織）は何ですか。［生化学］
   作用：
   臓器（組織）：

　BNPは最初に脳の抽出物から発見されたので，brainという名前がついていますが，主要な産生臓器は**心室**です。心臓に対する負荷に応じて分泌されるので，心不全になると増加しますね。心不全の最も重要なバイオマーカーでもあります。作用はもちろん水・ナトリウムの利尿ですし，血管拡張作用もあります。治療にも使用されています。日本人の松尾壽之先生が発見されました。世界的な業績です。

---

2. 心血管系における交感神経のα作用は何ですか。また，α受容体の最も強力な生体内刺激物質（薬）を1つ書いてください。［生理学，薬理学］
   作　用：
   刺激物質（薬）：

3. 心肺系における交感神経のβ作用と，β受容体の強力な刺激薬を1つ書いてください。［生理学，薬理学］
   作　用：β_1
   　　　　β_2
   刺激薬：

4. 迷走神経の心臓での作用と，その阻害薬を1つ書いてください。［生理学，薬理学］
   作　用：
   阻害薬：

心血管系における自律神経はとても大事で，心臓というのは基本的にポンプだと生理学で話しましたが，ポンプ機能や電気現象をレギュレートしているのは自律神経です。交感神経系と副交感神経系それぞれに作動物質があり，興奮的または抑制的に作用しているため，心臓は極めて代償機構の優れた臓器となっています。心臓が弱ってきても，その代償機構が働くので，症状は普通出ません。高峰譲吉先生がアドレナリンを発見して以来100年間，アドレナリンは心臓病治療の主要な治療薬であり続けています。

質問2：α作用は何か……皆さんの答案に書いてあるのは，血圧上昇，末梢血管収縮で，このとおりです。脈が速くなるという理解だけでは困ります。心臓の収縮増強作用もあります。α作用の強い生体内物質は，アドレナリンとノルアドレナリンです。両者の違いは，ノルアドレナリンが純粋なα刺激物質だということです。アドレナリンにはαとβ両方の増強作用があります。

　喘息発作重積の子どもが救急に来たらどうしますか？　やることは，ボスミン®皮下注。ボスミン®というのはアドレナリンの商品名で，β作用を使っています。鼻血が止まらない患者には，ボスミン®を浸したガーゼを鼻に詰めます。ボスミンタンポンと言いますね。動脈が収縮して出血が止まるのです。血圧が下がって，心原性のショックになって来られた患者には，α刺激薬を使います。最近はいろいろな合成薬もありますが，ノルアドレナリンで血圧を上げるのです。心臓が止まった人，電気ショックをかけても心室細動が続いているなど，心臓の易刺激性を増したいときには，ボスミン®を1mg静注します。ACLS，救急の治療法で最初に習います。アドレナリンとノルアドレナリンには，今言ったような違いがあります。

質問3：βの作用は何か……心臓でのβ1の作用は陽性変力作用と陽性変時作用です。心臓の収縮を強くする。エピネフリンは両方もっている。エピネフリンとアドレナリン，そしてボスミン®の3つは同じものです。覚えておいてください。ボスミンが商品名，アドレナリンは高峰譲吉が使った言葉ではないでしょうか。エピネフリンはアメリカで使う言葉です。ノルアドレナリンとノルエピネフリンも同じものです。臨床の現場では昇圧薬として使います。使い分けができないと，医師失格です。物質としては，刺激薬はイソプロテレノール，商品名はプロタノール。アドレナリンも正解です。β2の主な作用は気管支拡張です。

　ですから，β1とβ2を使い分けないといけません。薬によってβ1への作用が圧倒的に強い薬もあるし，β1・β2の両方を抑制するβ遮断薬もある。血圧を下げる，狭心症を抑える。そういう人に喘息があったりすると，β2抑制作用をもっているβ遮断薬は危ない。非選択的β遮断薬のプロプラノロールを不整脈治療の目的で使ったら，喘息発作を起こしたということがあるのです。こういうことを知らないとプライマリ・ケアができない。

　基本的には，心臓の収縮が悪いとき，ショックになって心臓が動かないときに使うのは，β刺激薬です。臨床で使うのはドブタミンという合成のβ1刺激薬です。ドパミンという生体内物質もやはり臨床で使いますが，ドパミンはα刺激作用とβ刺激作用の両方をもっています。血圧が上がる，肺血管抵抗が上がる。αで末梢血管が収縮しますから，そのことを知らないと救急の治療ができない。この3週間のブロック授業で，何度も出てくると思います。

質問4：迷走神経の心臓での作用と，その阻害薬……君たち，寝ているときに脈はどうなっていると思いますか？　遅くなるのです。運動したとき，緊張したとき脈拍は速くなるでしょう。それは，体の中からアドレナリンが出ているからです。よく生理学で猫の毛が逆立っている絵を見るでしょう。喧嘩するとき，瞳孔が開くでしょう。発汗するでしょう。ショックで来た人は，血圧が下がっていて，それを生体はなんとかして補おうとして，体内でアドレナリンが出てくるのです。瞳孔が開く，汗が出るというのは，アドレナリンの作用なのです。動物でも，人間でも，闘争本能を丸出しにしたときにアドレナリンが出ます。

反対に，それを抑制する神経作用は，副交感神経，イコール迷走神経です。消化管なども含めて，全身に多様な作用があります。心臓の脈は，迷走神経と交感神経のバランスで成り立っています。迷走神経には，心拍数を抑制する，自動能を下げるといった陰性変時作用があり，収縮力には抑制的に働きます。例えば，僕の担当の授業でやりますが，失神したとします。ある統計によると，女性の20人に1人は生涯に1回以上の失神を経験します。なぜ倒れるか？ 失神の圧倒的に多い原因は，心臓病でも脳血管の病気でもなく，迷走神経反射です。

頸動脈を直接圧迫すると失神しますが，柔道でよく頸を締めて「落とす」と言うでしょう。あれは，頸動脈の迷走神経反射を使って，血圧がすとんと落ちて脈がすとんと落ちる。そういう反射を使っています。それは，柔道でなくても起きます。君たちのなかで失神したことのある人，手を挙げてもらえる？ 5～6人いるでしょう。その話はまた別の機会にしますが，ほとんどすべて迷走神経反射なのです。迷走神経のことを知らないと，そういう機序がわからない。わからないお医者さんは，失神した患者を「この人は心臓病です，不整脈です」，あるいは「脳の血管が詰まった」と判断してしまいます。

脈が遅くなって失神することがあります。あるいは，心筋梗塞で房室結節が障害されて，心臓の脈が20回……ショックになった，失神した。そのとき僕らは，最初に何で治療するか？ 迷走神経をブロックすればいいのです。救急の基本です。迷走神経の代表的なブロッカーは硫酸アトロピンです。アトロピンを使うと，脈拍数が上がります。僕らは心臓のカテーテル検査や血管の治療をしますが，例えば大腿動脈をぎゅっと押さえて止血します。そうすると，痛み刺激に加えて迷走神経が刺激されて，脈が遅くなる人がいます。気持ちが悪くなる。血圧も下がる。日常的にあることです。そういうときに何をするかというと，アトロピンを注射する。すぐに治ります。

自律神経の作用をもう一度復習しておいてください。これを知らないと，心臓の薬理・治療・診断，救急治療，心不全の治療ができません。

---

5. Starlingの心臓の法則（またはStarling curve）の縦軸と横軸は何ですか。下のグラフに曲線を書き込んでください。[生理学]

　　縦　軸：
　　横　軸：

Starlingの法則を知らないと，急性心不全の血行動態や治療の原則が理解できません。我々循環器内科医は，心不全の患者を診るとき，心拍出量や肺動脈圧を頭に描きながら治療をします。低血圧，ショック，呼吸困難を見たときに，脱水なのか，溢水なのか，心臓の機能が低下しているのかいないのかを見極めて，利尿薬を使うのか，逆に輸液をするのか，あるいは強心薬を使うのか，血管拡張薬を使うのかなどの判断をしなければならないのです。このカーブは縦軸が心拍出量，横軸が前負荷，すなわち心臓の伸展度です。左心室で言えば，左房圧あるいは左室容量に置き換えることもできます。左房圧は臨床では，肺動脈楔入圧で代替します。左から右に向かっ

て上向きのカーブだね。

---

6. 左心房のすぐ1) 上方（頭側），2) 後方（背側）に接するように位置する主要器官（臓器）は何ですか。[解剖学]
　　1) 上方：
　　2) 後方（2つ）：

解剖も終わっていますよね。心臓のすぐ上方にある器官は何ですか？　間違っている人がいます。理解せずに覚えようとすると間違えます。だいたいできていますね。
　左心房の裏側には食道，大動脈があります。気管分岐部は左心房の上に二股かけて乗っています。こういうことが大事なのは，左心房が大きくなったときに，X線写真やエコーでどうなるかを理解するためです。
　僕らは左心房の情報が欲しいとき，下行大動脈の情報が欲しいときどうするか？　体表面から心臓のエコーを当てても，遠くていろいろな構造物が邪魔します。一番直接的に大動脈と左心房の情報を得るには，食道に超音波のプローブを入れることで，間近に大動脈と左心房の情報が得られるのです。解剖を理解する理由は，もちろん診断・治療です。

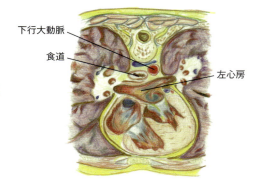

---

7. 右心房と右心室の間にある弁の名前は何ですか。[解剖学]

　三尖弁は知っていますよね。書けない人がいます。昔から覚えられない学生がいるのです。去年も半分ぐらいしかできませんでした。
　解剖はまだまだ大事なことがたくさんありますが，心臓は非常に複雑です。模型はよく作ってあるように見えますが，心臓の実際と違います。実際の心臓の構造をもった模型はなかなかできない。僕らはエコーやMRIから心臓の立体構造を類推しなければいけないのです。今，三次元の立体の解剖アトラスがありますが，ああいうものもいいと思います。病気で心臓の形が変わります。特に先天性の奇形は非常に複雑です。それから，心臓は動きます。エコーは今回の授業のどこかでやると思います。教官は当たり前のように断面を出しますが，そのときに理解できないといけません。僕らは長軸の左心房・左心室・三尖弁・僧帽弁・大動脈弁の並び方を，身に染みるようによくわかっているのです。それを当たり前のようにして教官は講義しますよ。僕はこのブロック講義の担当教官に，「この学生たちは心電図も読めない，心臓の解剖を知らないし，生理も知らない人たちで，Frank-Starling曲線も描けない人だ」と思って講義しなさいと言っています。そう思われないように勉強してください。

8. 降圧薬として使用される薬剤はどれか，○を記入しなさい．[薬理学]
   （　）β遮断薬
   （　）カルシウムチャネル拮抗薬
   （　）アンジオテンシン変換酵素阻害薬
   （　）アンジオテンシンⅡ受容体拮抗薬
   （　）サイアザイド系利尿薬
   （　）αメチルドパ
   （　）α遮断薬

　正解は全部です．β遮断薬はなぜ血圧が下がるか？ β遮断薬は，$β_1$作用，心臓の収縮力を低下させます．弱心作用．$β_1$作用，陽性変力作用を遮断するわけだから，陰性変力作用で心臓の収縮が弱くなります．脈も遅くなります．そして血圧が下がります．非常にスタンダードな薬です．

　カルシウムチャネル拮抗薬には末梢血管の拡張作用があって，動脈を開きます．基本的に大事な薬が3つあります．ベラパミル，ジルチアゼム，ニフェジピンです．それぞれみんな違った薬で，降圧薬として使われるのはニフェジピンです．機序を知っておいてください．陰性変時作用がある薬が多いです．特にベラパミルは，頻脈を抑制するときに使います．

　アンジオテンシン変換酵素阻害薬はACE阻害薬と省略します．アンジオテンシンは基本的に血管の収縮に働きます．アンジオテンシンⅡ受容体拮抗薬（ARB）も同じ作用をもちます．心臓の肥大や線維化を抑制する作用もありますね．

　サイアザイド系利尿薬は，ループ利尿薬ではありません．ループ利尿薬というのは，フロセミドみたいな薬をいいます．利尿薬で，腎臓のナトリウムの再吸収を抑える薬であることに違いはないのですが，作用する部位が違います．昔はサイアザイドしか降圧薬がなかった時代があります．ナトリウムの尿中排泄を促進します．

　αメチルドパも最近はめったに使いません．これは中枢性に働いて血圧を下げます．

　α遮断薬は降圧薬としては第1選択薬にはなっていません．プラゾシン（ミニプレス®）が代表的なα遮断薬です．すとんと血圧が下がってしまうことがあるので，使いにくいです．現在，日本高血圧学会が推奨している降圧の第1選択薬は，カルシウムチャネル拮抗薬，ACE阻害薬とARB，サイアザイドの4つです．

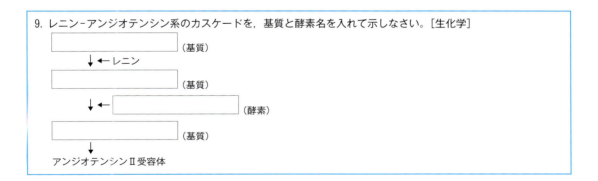

9. レニン-アンジオテンシン系のカスケードを，基質と酵素名を入れて示しなさい．[生化学]

　レニン-アンジオテンシン系のカスケードです．正解は上から，アンジオテンシノーゲン，アンジオテンシンⅠ，アンジオテンシン変換酵素，アンジオテンシンⅡ．去年はほとんどできなかったね．アンジオテンシン系がなぜ大事かは，血圧調節だけではなくて，心臓の中・長期的な

代償機構に関係するからです。心臓を線維化させる。それから心臓の後負荷，つまり血圧を増して，心臓の肥大を起こします。そのため，うっ血性心不全の原因になりますから，慢性心不全の第1選択薬はACE阻害薬です。

それから，β遮断薬の話はたぶんこの3週間で何度も出てくると思いますが，本来は心筋梗塞であれ心筋症であれ，心臓の収縮が悪くなって心不全になるのだから，心臓を強くするためのβ刺激薬を使ったほうがいいと思うでしょう？ 急性に心臓が悪くなった人には，実際に使うのです。ただ，1975年にパラダイムシフトが起こりました。みんながβ刺激薬で心臓を強くしようという治療をしているときに，スウェーデンのWaagsteinという人が，β遮断薬を使ったほうが心臓は良くなると言いました。今ではACE阻害薬を押しのけて，β遮断薬が心不全治療の第1選択薬です。

変だと思うでしょう？ 心臓の収縮が低下しているのに，それをさらに低下させるようなβ遮断薬を使うわけです。その機序は，ブロック授業のなかの心不全のところで話があると思います。世の中ではパラダイムシフトが起きるのです。

心房細動の治療もそうです。今，心房細動の治療はアブレーションで焼きますが，心房細動がまさか肺静脈のほうに起源があって，その発火が心房に伝わって心房細動になるなんて，誰も思いませんでした。それを，1990年の終わりでしょうか，フランス・ボルドー大学のHaïssaguerreという天才的な医師が肺静脈の中に心房細動の起源があると言って，焼いてつぶしました。どこをつぶしていいかわからないので，出口のところを丸く全部遮断するというアブレーションが始まったのです。それが今では，一世を風靡していますね。1回300万円かかりますが，そうやって世の中のパラダイムが変わるのです。

最初に言いましたが，治療にしても診断にしても，ものを覚えてはいけません。180°変わることもあるからです。大事なことは，今日やっているような基本的なことを理解することです。理論や病態を勉強してください。

---

10. 次のうち抗血小板薬はどれか，○を記入しなさい。[薬理学]
    (   ) ワルファリン
    (   ) ヘパリン
    (   ) クロピドグレル
    (   ) ダビガトラン
    (   ) アスピリン
    (   ) シロスタゾール

正解は，クロピドグレル，アスピリン，シロスタゾール。ワルファリンは抗凝固薬です。ビタミンKに依存した凝固のカスケードの阻害薬で，標準的な抗凝固薬です。人によって用量が違うことも知っておいてください。血中のプロトロンビン時間を見て量を調整します。日本人の死因の1位は癌ですが，2位は心臓病，3位が肺炎，ほとんど同じで脳卒中。つまり血栓性疾患が日本人の国民病です。あるいは血管病と言ってもいい。脳出血はかなり減っていて，血栓性疾患が多くなっています。先ほど言った心房細動も，なぜこれだけお金をかけて治療しているかというと，脳塞栓の原因になるからです。このあたりのカスケードをよく理解しておくこと。たぶんこういうものは変わりません。でも，薬は変わってきます。2〜3年前の授業では，ダビガトランという薬は出てこなかった。いわゆるDOAC (direct oral anticoagulant) と言いますが，今5剤あります。その代表的な薬がダビガトランで，これはXa阻害薬です。

ヘパリンの作用も知っていますね？ アンチトロンビンの活性化による抗凝固薬です。

クロピドグレルは，新しい抗血小板薬です。これよりさらに新しい薬が2剤出ています。**アスピリン**が最もスタンダードな抗血小板薬です。アスピリンは大事ですから，その作用もちゃんと勉強しておいてください。**シロスタゾール**は日本で開発された薬です。下肢の血流増加作用や，脈を速くする効果が強いのですが，抗血小板作用もあります。

---

11. 大動脈弓部から分岐する主要血管3本を中枢側から書きなさい。[解剖学]
    1 ＿＿＿動脈　2 ＿＿＿動脈　3 ＿＿＿動脈

12. 次の動脈を中枢側から並べなさい。
    ①右腎動脈，②腸骨動脈，③腹腔動脈，④左腎動脈，⑤上腸間膜動脈，⑥下腸間膜動脈
    ＿＿ → ＿＿ → ＿＿ → ＿＿ → ＿＿ → ＿＿

13. 心臓の正常調律はどこの電気興奮から始まるか（図中A）。

14. 図中Bを何と言うか。

心臓の刺激伝導系

解剖も，もう一度勉強しておいてください。答えは，

質問11：腕頭動脈，左総頸動脈，左鎖骨下動脈です。

質問12：腹部の血管は，③，⑤，④，①，⑥，②ですよ。

質問13・14：Aは洞結節，Bは房室結節です。みんな洞房結節と書いてありますね。間違いではありませんが，僕らは洞（とう）結節と呼んでいます。

---

15. 次の文章のA～Tを下段の選択肢から選んで埋めなさい。[生理学]

収縮と拡張を繰り返す心臓は弁の開閉によって血流の逆流を防いでいる。左心室の拡張は3つのフェーズに分かれる。すなわち急速流入期，A期，B期である。C音は急速流入期の終了時点で生ずる過剰心音である。この過剰心音は生理的にはD，妊婦などで聞かれることがある。E音は心房収縮に伴って，心電図でのF波の直後に発生する。左心室が収縮するとG弁が閉じ，次にH弁が開放するが，その間隔をI期という。心電図でのJ波の直後に両心室が収縮を始める。僧帽弁の閉鎖に伴って発生する心音がK音である。急速に左心室の内圧が高まると，大動脈弁が開放し，血液が大動脈に駆出される。このフェーズを収縮期という。左心室が拡張を始めると左室圧の低下に伴ってL弁が閉鎖し，さらに左室圧が急速に低下し，左房圧と同等となるとM弁が開放する。その間隔をN期という。半月弁の閉鎖に伴って発生する心音がO音である。吸気時にはP心室の収縮時間はQ心室より長いため，R弁の閉鎖はS弁の閉鎖より遅れる。そのため吸気時にはO音肺動脈成分は大動脈成分より遅れ，T分裂が生ずる。

選択肢：
大動脈，僧房，僧帽，三尖，肺動脈，肺静脈，半月，静脈，正常圧，冠動脈，Ⅰ，Ⅱ，Ⅲ，Ⅳ，Ⅴ，Ⅵ，若年者，高齢者，頻脈時，虚弱者，アスリート，等容拡張，等容収縮，開放，閉鎖，呼，吸，楔入，左心房，右心房，左，右，両，心室，心尖，心房収縮，左室収縮，拡張，収縮，緩徐流入，拍出，駆出，機

能，P，QRS，T，ST，U，期外収縮，生理的呼吸性，奇異性，固定性，幅広い

A _____　　B _____　　C _____　　D _____
E _____　　F _____　　G _____　　H _____
I _____　　J _____　　K _____　　L _____
M _____　　N _____　　O _____　　P _____
Q _____　　R _____　　S _____　　T _____

心周期（心電図，頸動脈波，心音，弁の開放・閉鎖，心内圧の関係）
①僧帽弁閉鎖，②大動脈弁開放，③大動脈弁閉鎖，④肺動脈弁閉鎖，⑤大動脈弁開放
OS：僧帽弁開放音，SM：収縮期雑音

（福井次矢，奈良信雄 編．磯部光章 執筆．内科診断学 第3版．医学書院，東京，2016，p.102より許可を得て改変）

　僕は生理学で君たちにこの講義をしています。I音・II音の成り立ち，動脈圧・静脈圧の成り立ち，これを理解していないと，循環器のブロックは理解できません。たぶん，当たり前のようにスキップしていきますから。生理学でやったポンプ機能や心周期を，もう一度理解しておいてください。

　呼吸性変動も理解しておいてください。吸気と呼気でどう違うかわかりますか？ 息を吸ったときは胸腔内圧が低下する，だから空気が入ってきます。同じように血液が入ってくる。そうすると，右心系は，吸気時には呼気時よりもたくさんの血液を処理しなければいけない。循環時間が長くなります。ですから，肺動脈弁の閉鎖が遅くなるので，II音は遅れます。右心系の駆出時間が長くなるのです。息を吸ったときにIIPが割れて聞こえるでしょう。こういうことを理解していると，II音を聞いて心臓病の診断ができます。

　聴診すると，この人は右脚ブロックだとわかるのです。理屈を知っていれば簡単です。そういう能力をもった医師がいなくなっています。病気のことを勉強すると，逆に生理学的なことが理解できるということもあります。今まで君たちは基本的に正常のことしか勉強していないと思うけれども，僕の生理学の授業のときは病気の話をしたと思うのです。何のためにこれを勉強しているか，そういう観点が大事です。

●解答は以下のとおりです．

A. 緩徐流入　　B. 心房収縮　　C. Ⅲ　　D. 若年者　　E. Ⅳ　　F. P　　G. 僧帽
H. 大動脈　　I. 等容収縮　　J. QRS　　K. I　　L. 大動脈　　M. 僧帽　　N. 等容拡張
O. Ⅱ　　P. 右　　Q. 左　　R. 肺動脈　　S. 大動脈　　T. 生理的呼吸性

　心臓というのは，心電現象がある．電気の流れがある．これは心電図で表せます．それから，X線写真での形態が変化する．エコーを見て，動的な形態情報がわかります．その反映として雑音があったり，心音が変わったりします．そういうことを総合的に理解することが大事です．その基礎は，基本的に生理学・薬理学・解剖学なのです．今聞いてもらっている音は重症の僧帽弁狭窄症の聴診所見ですが，なぜこういう音をして，心電図にどういう変化があるかを考えるのです．例えば，大動脈弁狭窄症でどうなっているか？　大動脈弁が狭窄すると，なぜ左の4号が大きくなるのか？　左4号の拡張は左心室によって起きるのが普通ですが，右心室が大きい場合もあります．なぜ心電図のV_5〜V_6のSTが低下してくるのか？　エコー上，なぜ左心室の流出口の流速が増強してくるのか，速くなってくるのか？　それに対して，どういう人をどういう方法で治療してという一連の流れを，心臓全体を総合的に勉強してほしいのです．

　勉強していないと，ベッドサイドに来ても時間が無駄になります．基礎ができていないと，患者を診ても仕方がありません．この3週間の循環器ブロックでそういった臨床の基礎を勉強してください．基礎から，内科・外科・小児科を含めて，総合的な循環器・心臓の疾患，血管の疾患を理解するのに必要なプログラムを組んだつもりです．去年の学年から循環器ブロックが始まりましたが，幸い人気ナンバーワンブロックです．今日の総論の話も，忘れないようにしてください．

［2015年6月／3年生　循環器ブロック］

2 プライマリ・ケアを実践するために

症　例

磯部　これからプライマリ・ケアについての講義をします。いきなりですが症例です。主訴，現病歴から読んで下さい。

▶図2-1

症例：27歳，女性。
主訴：全身倦怠感，労作時息切れ。
現病歴：生下時，3歳児までの発育・発達に問題はなかった（母子手帳で確認）。小学校2年頃からクラスで一番身長が低かった。肥満を自覚し始めるとともに疲れやすくなり，朝起きられなくなった。8歳のとき，近医にて虫垂炎のため虫垂切除を受けた。小学校・中学校では体育ができなくなり，次第に授業にもついていけなくなって休みがちになった。高校へは入学したものの，経済的理由で中退。小学校以来，身長はクラスで常に一番低く，腹部膨満を自覚し，便秘がちであった。23歳時に肺炎と診断され，このとき心拡大を指摘された。この頃から階段昇降時に息切れを自覚することがあった。また，月経過多と貧血が持続していたが，24歳時，腹痛を訴えて近医を受診，超音波にて子宮筋腫と卵巣嚢腫と言われ手術，子宮腟上部切断術，右卵巣摘出，左卵巣嚢腫縫縮術を受けた。27歳時，感冒症状にて某病院を受診し，胸部X線で心拡大を指摘され，循環器内科外来を紹介受診となった。初経は15歳，それ以降，月経過多・不順であった。
生活歴：飲酒（−），喫煙（−），アレルギー（−），輸血歴（＋）。現在は家庭で家事をしている。

27歳，女性。普通の病歴ではないですね。身長がなかなか伸びなかったようです。いろいろな訴えがあります。直接的には息切れで来られたのですが，既往歴として，虫垂炎をやったり，婦人科の手術を受けたりしてこられた女性ですね。現症を見ましょう。

▶図2-2

初診時現症
身長135 cm，体重51 kg，体温36.6℃，脈拍64/分 整，血圧152/104 mmHg
意識清明，栄養状態良好，知能正常
体格：頭が大きい（小児体型）
皮膚：乾燥，粗糙。恥毛（−），腋毛（−），下腹部に手術瘢痕
顔貌：両眼開離（＋），鼻稜の扁平（＋）
眼　：眼瞼浮腫（＋），眼瞼下垂（−），眼球突出（−），貧血（＋），黄疸（−）
口腔：巨舌（＋）
頸部：甲状腺；触知不可，頸静脈怒張（−），表在リンパ節；触知不可
胸部：肺；正常呼吸音
心　：心尖拍動；触知不可，心音；Ⅰ音・Ⅱ音 distant，Ⅲ音（−），Ⅳ音（−），雑音（−）
腹部：腹部膨隆（＋），圧痛（−），腫瘤（−）
肝　：4横指触知（edge；dull，soft），脾；触知（−）
四肢：浮腫（＋）
神経学的所見：膝蓋腱反射，アキレス腱反射遅延（回復相の遅れ）あり

何が目立ちますか？ 身長が135cm，体重51kg。想像がつきますか？ 小学生の身長ですね。血圧は若干高め，それから頭が大きいと書いてあります。小児体型。皮膚は乾いており，粗糙である。眼瞼浮腫。舌が大きい。心臓でⅠ音・Ⅱ音distantというのは，心音が非常に小さい，聞き取りにくいという意味になります。腹部が膨満している。そして浮腫があって肝臓が大きいという女性です。この方は，風邪をひいて息が苦しいということで内科外来を受診して，X線写真を撮ったところ心臓が大きいと言われて僕の外来に来たのです。何病ですかね？

学生1　甲状腺機能低下症。

磯部　甲状腺機能低下症。そうですね。けれども，病歴は子どもの頃からです。そうすると，先天性ですか？ ほかには鑑別診断は？

学生2　Down症？

磯部　心臓が悪いからDown症ですか？ 確かに目の間が少し開いて，ぽっちゃりしてるね。ほかに鑑別診断を思いつく？ もし甲状腺機能低下症であるとすると，いつ頃発症したのでしょうね。先天性の甲状腺機能低下症は何という病気でしたか？

学生3　クレチン病。

磯部　よく知っているね。でも，この人はクレチン病ではないですね。典型的な症状は知能低下が必発です。この人はちゃんとお話をします。普通に会話ができる方です。

▶図2-3

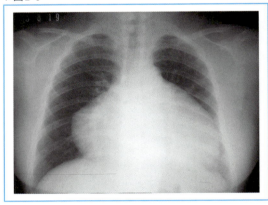

▶図2-4

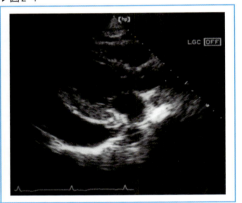

　X線写真を見ましょう。心臓が拡大しています。こういう心臓を「ウォーターピッチャー（水がめ様）」と言いますね。心囊水がたまっています。心エコーでは経験上，推定300mlは下らない。著明な心囊水です。ただし，循環動態は問題ありません。血圧はむしろ高めでしょう。慢性的にたまっているのでしょう。心電図は全体に低電位です。ほかには特に異常はありません。

▶図2-5

血液検査								
血算	RBC	341 ↓	生化学	TP	7.7	CK	1669 ↑	Na 141
	Hb	10.9 ↓		Alb	4.7 ↑		(MM 99%)	K 3.7
	Ht	32.8 ↓		T-Bil	1.0	T-Chol	322 ↑	Cl 100
	PLT	18.8		ALP	179	TG	244 ↑	Fe 62
	WBC	5,460		GOT	41	BUN	10	
赤沈		60/108 ↑		GPT	32	Cr	1.2	

一般検査の結果です。際立った異常がわかりますか？　まず貧血ですね。CK、コレステロールが著明に高値、中性脂肪が若干高値といったところでしょうか。血沈が速い。プライマリ・ケアというのは、患者さんの話を聞いて、背景を知って、身体診察をして、基本的な血液検査を行って、その範囲で見立てをしなければいけません。特殊な検査は、必要性を考えて行います。

　鑑別診断とは、正解を1つ当てることではありません。患者の問題が何であって、どのような病態が想定されて、どのようにアプローチするかを考えるプロセスです。Down症でいいですか？　検査値が説明できないね。CKはなぜ高いと思いますか？　胸痛もなく心電図で心筋梗塞ではない。この人は、とにかく甲状腺機能低下が予想されます。心嚢水がたまる疾患を順番に挙げていくと、該当するものが甲状腺しかないのです。「心嚢水がたまる疾患を挙げよ」と君たちに試験で書かせると、珍しいものから書いていきます。アメリカの学生は違います。頻度順に心嚢水の貯留する疾患として、悪性腫瘍が1位、悪性腫瘍のなかでは肺癌が1位、乳癌が2位とちゃんと言います。甲状腺機能低下症の頻度は低い。27歳の女性で心嚢水が貯留する疾患として鑑別診断の山を引いてきたときに、病歴と身体所見とを合わせて鑑別に上げねばなりません。CKが上がっているのは、骨格筋の異化が亢進しているからです。貧血は、造血機能が低下しているからです。コレステロールが多いのは、分解が遅れるからですね。典型的な甲状腺の機能低下症、粘液水腫（myxedema）の所見です。粘液水腫そのものは、まれな疾患ではありません。

▶図2-6

内分泌検査						
下垂体	TSH	252 ↑	T3	36.1 ↓	サイロイドテスト (－)	
	ACTH	78.2 ↑	T4	0.1 ↓	マイクロゾームテスト (－)	
	prolactin	22.6 ↑	fT3	1.84 ↓	副甲状腺 PTH	0.79 ↑
	LH	1.4	Ft4	0.23 ↓	副腎 cortisol	20.5 ↑
	FSH	3.9	TBG	27.3 ↑		

　入院して、TSHの著明な高値と甲状腺ホルモンの低値を確認。入院時のTSHは、高いときには1,000までいきました。正常は5ぐらいですね。甲状腺機能低下症はいくつかに分類されますが、この人は原発性で、甲状腺そのものに異常がある。今、日本でクレチン病を見ることはありません。しかも、もしクレチン病であれば知能低下は必発ですから、この人は違います。精査の結果だけお話しすると、この人の病気は非常に小さい甲状腺をもった先天性の異常なのですが、幼小児期には甲状腺ホルモンは足りていたのです。ある程度成長していく過程で、たくさんの甲状腺ホルモンが必要な時期に見合うだけの甲状腺ホルモンが出ない。異所性甲状腺をもつ先天性の異常だったのですね。病気そのものはまれな疾患です。

▶図2-7

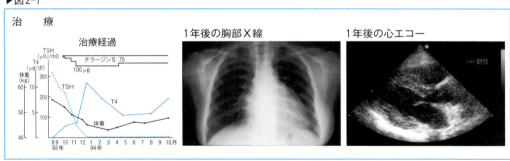

治療方針は簡単です。補充療法をします。チラージンという甲状腺末を内服したところ，1年以内に心嚢水がなくなって，心臓は小さくなりました。心エコーでも心嚢水が消失したのがわかります。

この患者の医療体験

磯部　27歳になってはじめて診断を受け，チラージンの治療を受けて，これだけ良くなったのです。けれども，この人は身長が135cmでしょう。身長は戻りますか？　この人の病歴を見てください。小学校の2〜3年頃には身長はクラスで最低，身長が周りの子にキャッチアップしていないのです。8歳のときにはアッペ（虫垂炎）の手術を受けています。アッペを手術する先生は盲腸だけ診ますか？　顔や背格好も見るはずでしょう。そのときすでにクラスで一番小さくて，特異な体形をしていたのです。なのに，アッペの手術をして，それで終わりです。小学校・中学校にも通っていますから，毎年，小児科医の校医がこの子を診ていたはずです。誰も身長が低いということを問題にしていないのです。

　その後も，いろいろな理由で何度も何度も医療機関にかかっているのです。二十何歳のときに貧血を起こしました。確かに月経過多だったのです。甲状腺機能低下症に関係していたに違いありません。粘液水腫で心嚢水がたまるのと同じ理由で，卵巣に嚢腫のように水がたまっている。子宮が，心筋が肥大するのと同じ理由で，子宮筋腫のように見える。24歳の未婚の女性が来て，診察をして，月経過多で貧血になっていた。超音波を当てて，子宮が腫れている，卵巣に嚢腫がある……そういう理由で，この女性は子宮と卵巣の摘出手術をされたのです。

　君たちは何を感じますか？　プライマリ・ケアとは何か？　アッペを切る外科医の仕事とは何なのか？　学校医は何をしなければいけないか？　産婦人科医は，子宮と卵巣だけ超音波で診て手術すればいいのか？　君たちの多くは専門医になるか，あるいは専門医療をやっていくと思います。仮に実地医家になるにしても，プライマリ・ケアを専門にするにしても，やはり自分の領域はあるわけです。けれども，絶対見逃してはいけない症候はあるのです。その一例が，背が伸びない子ども。この方が受けた医療は，ちゃんとした医療なのだけれども，アッペはアッペ，子宮は子宮，肺炎になったときは肺炎だけという医療を，ずっと受けてきたのです。

　プライマリ・ケアというのは，単にそれを専門とする医師集団がいるという話ではないのです。君たちは，専門医になろうが，どういう形で医師になろうが，あるいはどういう職種になっても，医師として社会で活動するためには，プライマリ・ケアをしなければいけないということです。それが今日の僕の話のポイントです。

　僕自身は心臓の専門医で，専門的な医療をしていますが，そのなかで常にプライマリ・ケアをやっているのです。高血圧で来る患者さんには，産婦人科の問題をもっている人もいますし，皮膚の問題をもっている人もいます。見落としてはいけない皮疹があります。こういう絶対に見落としてはいけないものについて，ちゃんと知識をもってアプローチできる，対応できるということが，医師としてのプライマリ・ケア能力なのです。皆さんが，どういう職種でもかまいませんけれども，医療をやるとき，患者さんを診るときには，常にプライマリ・ケアの知識と技能と能力をもっていなければいけないということです。

■ 患者のインタビュー

磯部　この患者さんは，皆さん大変ショッキングだったかもしれませんが，ぜひこの人の話を聞いてほしいと思います。10年以上僕はこの人をずっと見続けています。医師としてこの人を見続ける

義務感を感じています。インタビューをビデオに撮ってきました。

―― VTR 開始 ――
▶図2-8

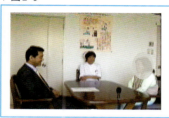

磯部　今日はお忙しいところすみません。授業で病気のことを勉強したいので，お話を聞かせてください。
　　　もう8年になりますね。病気を治療する前にどんな症状があったか覚えていますか？
患者　朝起きられなくて。階段の上り下りが，息苦しくてスムーズにいかなかったり。太ってきたのは，小学校2年の終わり頃に盲腸の手術をしてから。少しずつ体重が増えてしまって。
磯部　そうですか。それから後は，学校の体育などはどうでしたか？
患者　ほとんどやっていなかったですね。休みがちで。
磯部　なぜ休んでいたのですか？
患者　起きられなくて，そのまま。
磯部　息が苦しくなったり，便秘というのも小学校のときからずっとですか？
患者　そうですね。
磯部　盲腸を切ったのは8歳のとき？　先生に何か病気のことを聞いたことはありますか？
患者　うーん，別に……。その頃から休んでばかりいたので，児童相談所や，大きな市立病院などに行ったりして，自律神経失調症と言われたのかな。それが3年生ぐらいのとき。
磯部　どのように治療したらいいと言われたのかは覚えていますか？
患者　ただ薬をもらって飲めばいいというぐらいかな。
磯部　良くなりましたか？
患者　変わらなかった。
磯部　学校で毎年4月に健康診断があると思うのですが，先生に診てもらった記憶はありますか？　特別にあとで呼び出されるとか，そういうこともなかった？
患者　何もなかったですね。
磯部　平成○年におなかの手術を受けていますよね。そのときの症状を教えてもらえますか？
患者　生理がひどくてこの病院に来たのかな。そのときは別の病気か何かで……
看護師　貧血か何かではなかった？
患者　トイレですごく出てしまって……
磯部　生理の量が多かったのですね？
患者　そう。それで気が遠くなるような感じになってしまって，そのまま入院になって。薬を続けるようにと言われたのですが，途中でやめてしまったら，またひどくなって，手術することになってしまった。大きいから取ったほうがいいと。そのまま手術しないでいたら出血と輸血の繰り返しだから，などと言われて。
磯部　僕のところへは，風邪をひいて来ましたね。大学に入院してもらって治療したのですが，

その後，症状はどうですか？

患者　　前よりは，息切れなどしなくなりました。便秘も良くなって。元気が出てきた。顔色も良くなった。

看護師　以前はこういうふうにしゃべらなかったですよね？

磯部　　ああ，そう。○○さんはいつ頃から知っているのですか？

看護師　小学校ぐらいからかな。なんで学校へ行かないのかなと思って……。父親がここに入院したんです。でも，あの頃はまだそんなに小さくなかったよね。あまり小さいと感じなかったけれど，何年か経ってもあまり成長がないなというのは感じました。

磯部　　背が大きくならないことで病院にかかったりはしなかったのですか？

患者　　周りの人が「成長が遅い人もいるし，そのうち，中学生か高校生くらいになればまた伸びるからいいんじゃない？」と言うから，あまり気にしなかったかな。

磯部　　ありがとう。東京の学生さんがビデオを見ているのですが，これからお医者さんになる人に何か言いたいことはありますか。どんなお医者さんになってほしいですか？

患者　　そうですね……

磯部　　お医者さんにかかるときに，例えば頭がいいお医者さんとか，親切なお医者さんとか，絶対に間違えない……

患者　　そういうのではなくて，病気に対して親身になってくれるようなお医者さん，親しみのもてるお医者さん。

磯部　　そうだね。今までかかったお医者さんはどうでしたか？

患者　　何か事務的な感じだったかな。

磯部　　今日はどうもありがとう。

　　　　──VTR終了──

磯部　　この方は若年性の甲状腺機能低下症という，教科書に記載されているまれな病気です。疾患についてはこれ以上お話ししません。この症例を通じて，プライマリ・ケアとは何か，何が大事かということについて，お伝えしたつもりです。今日の僕のメッセージです。

プライマリ・ケア

磯部　　では，君たちはプライマリ・ケア能力を磨くためにどういう勉強をしたらいいのか，どういう態度で，どういう研修を受ければいいのでしょうか？　後半のお話にしていきたいと思います。

▶図2-9

> **プライマリ・ケアとは**
>
> 単に救急医療，一次医療，初期医療のみを意味するのでなく，第一線の医療現場で，患者や地域住民の抱える，予防を含むあらゆる健康問題を解決する基本的な医療を意味しており，専門にとらわれない基本的な診療である。そのために必要な基本的臨床技能は，専門にかかわらずすべての臨床医が備えていかなければならないものである。

　　プライマリ・ケアは，専門医療と対立する概念ではありません。「地域住民」と書いてありますが，地域というのは単に場所を意味するものではありません。英語の定義ではcommunityで

す。何かの意味で集まっている人の塊をcommunityと言うのだと思います。例えば，ここにいる80人も，クラブサークルも，村の寄り合いも，学校生活も，会社もcommunityです。その集団にいる人たちのあらゆる健康問題を解決するための，基本的な診療であるということです。

▶図2-10

> 患者の健康問題は
>
> ・プライマリ・ケアでは，情報が症状や徴候の形で示される。
> ・専門医療では，疾患という形で示される。

先ほどの症例を通じてわかると思いますが，専門医のところにはクレチン病あるいは甲状腺機能低下症や粘液水腫という病名で来るのですけれども，そこに至るプライマリ・ケアでの過程では，背が低いとか，息苦しいとか，便秘をしているとか，そういった徴候で示されるのです。きちんと病名をつけられなくても，問題を把握する能力と，いつ，どこに，誰に相談したらいいかという「判断をする能力」が求められるのです。プライマリ・ケアは，それを専門とする人だけがやる医療ではないということです。

▶図2-11

> プライマリ・ケアでの診療は
>
> 患者の抱える問題の大部分に対処でき，かつ継続的なパートナーシップを築き，家族および地域という枠組みのなかで責任をもって診療する臨床医によって提供される，総合性と受診のしやすさを特徴とするヘルスケアサービスである。

▶図2-12

> プライマリ・ケアの5つの理念
>
> Ⅰ．Accessibility（近接性）
> 1. 地理的
> 2. 経済的
> 3. 時間的
> 4. 精神的
> Ⅱ．Comprehensiveness（包括性）
> 1. 予防から治療，リハビリテーションまで
> 2. 全人的医療
> 3. Common diseaseを中心とした全科的医療
> 4. 小児から老人まで
> Ⅲ．Coordination（協調性）
> 1. 専門医との密接な関係
> 2. チーム・メンバーとの協調
> 3. Patient request approach（住民との協調）
> 4. 社会的医療資源の活用
> Ⅳ．Continuity（継続性）
> 1.「ゆりかごから墓場まで」
> 2. 病気の時も健康な時も
> 3. 病気の時は外来-病棟-外来へと継続的に
> Ⅴ．Accountability（責任性）
> 1. 医療内容の監査システム
> 2. 生涯教育
> 3. 患者への十分な説明
>
> （日本プライマリ・ケア連合学会ホームページ「プライマリ・ケアとは？」表1
> http：//www.primary-care.or.jp/paramedic/index.htmlより許可を得て転載）

米国国立科学アカデミーでの定義が書いてあります。大事なことは，近接性（accessibility）……時間的にも，どんな経済状況の人でも，すぐにアクセスできるということ。包括性（comprehensiveness）と，協調性（coordination）……チーム医療は，専門医療かプライマリかにかかわらず，どんな現場でも必要です。それから継続性（continuity）です。1人の医師が全部を継続しなければならないという意味ではなく，その患者にとって継続性がなければいけないのですね。そして，責任性（accountability）です。個人として，地域の医療として，継続的な責任をもち続けることが求められ，したがってプライマリ・ケアでは，専門医療以上に時間の要素が重要になります。

▶図2-13

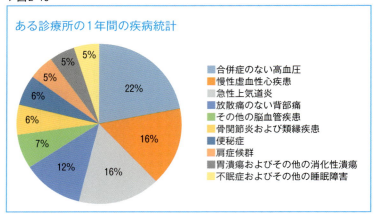

ある診療所の1年間の疾病統計

実際に世の中の人はどういう健康問題を抱えているか。一般的な診療所では，圧倒的に高血圧が多いですね。それから虚血性心疾患です。手前味噌ですけれども，循環器疾患がだいたい1/5を占めています。それから，風邪でしょう。腰痛・背痛，脳血管疾患，関節痛，便秘，肩こり，そして消化器の疾患が出てきます。実際にこんな感じなのです。心臓外来をやっていても，患者の多くはこういう訴えをします。皆さんが何科に行っても，こういう訴えへの対応が必要だということです。「自分は老人は診ないから関係ない」「自分は小児科医だからこれは関係ない」「何々科に行ってくれ」と言うのは，先ほど言ったaccountabilityに抵触するでしょう。

医学教育で最低限学ぶべきこと

磯部　君たちが学ぶべきことは多いです。

▶図2-14

臨床に出るために学ぶべきこと
・患者とのコミュニケーション法
・身体診察法
・基本的検査の立案および判断できる力
・単純X線写真，心電図，腹部エコー，検尿，喀痰検査……
・基本的救急疾患の対応
・common diseaseについての疫学・予防・診断・治療・予後を知ること
・地域の保健・医療・福祉の資源を知ること
・コンピュータが使えること，文献検索ができること

コミュニケーションの話は別の講義（第3章「循環器疾患と病歴のとり方」）です。医療におけるコミュニケーションというのは，情報収集と情報提供のためのツールです。世の中でみんなが言う「コミュニケーションが大事だ」という話と，医療におけるコミュニケーションとは，僕は質が違うものだと思っています。医療上必要なツールであり，そのために信頼関係を結ぶことが必要なのです。

　それから僕は，身体所見が必要だということについて番組を作ってあげたことがあります。

——VTR開始：クローズアップ現代（NHK TV）より——

キャスター　1対1で向き合って病気の診断，そして治療に当たる医師のなかに，聴診器が十分使えなかったり，問診が下手など，基本的な診察能力のない若い医師が多く生まれていることが厚生省によって指摘されました。……

▶図2-15

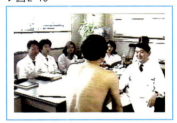

　　　　　信州大学の医学部です。心臓内科の磯部助教授が受け持つ5年生の授業です。

　　　　　磯部助教授は，聴診器も満足に使えない学生たちの現状に頭を痛めています。心臓に疾患のある患者に来てもらい，学生に病名を当てさせます。手掛かりは聴診器の音だけです。実は学生たちは1年前に聴診器の実習を済ませています。しかし，身についていません。診断の基本さえ身につかないまま大学を卒業し，医師になってしまう現状を変えようと，こうした授業が行われています。

磯部　今の学生さんは紙の上に書いてある，本に書いてあることをよく勉強して，ものを覚えたり，理解したりするということはすごく得意なのですが，そういう勉強の仕方とは異なる，自分の五感，触覚や聴覚をもって技術を習得するという勉強の仕方を知らないと思うのです。実は，卒業するときになっても満足に聴診や触診ができない人が医師になっているのが現実だと思います。

ナレーション　現場で役に立つ教育を進めようと，もう1つの試みがなされています。現実に患者を診断するとなれば，本の暗記だけでは済みません。

　　　　　これは実際の患者のカルテをもとに診断する6年生の授業です。……この日は，駅で急に倒れて担ぎ込まれた不整脈の女性の例です。どこが悪いのか，カルテの情報と心臓の映像をもとに推測します。患者は1人1人違うのだから，自分の頭で考えなければならないと忠告します。

磯部　勉強の仕方自体が，今までやってきた受験勉強のスタイルから抜け出せないので，紙の上で書いたものを学ぶということと，自分で情報を得て考えること，五感をもって学ぶ技術的なものの習得の仕方に，大きなギャップがあるのですね。偏差値が高いだけの，あるいは，ものを覚える能力が優れているという人が，みんな良いお医者さんになれるかというと，そうではないと思うのですね。

──VTR終了──

磯部　君たちはこういうことを言われてショックでしょう。これは少し前に僕が信州にいたときのものですから，当時からは時間は少し経っています。OSCEやCBTが始まり，カリキュラムは大きく変わってきたけれども，実態は変わっていない。

▶図2-16

臨床能力とは
・情報収集能力
・知識
・総合的判断力
・技能
・態度

では，どうしたらいいか。今までの実習のなかで「医師にとって大事な能力は何ですか？」と聞いてきましたね。そのときの皆さんの答えの大半は，一番下の「態度」に関することだけです。一番大事なのは，僕は態度ではないと思います。態度は，「情報収集能力」「知識」「総合的判断力」「技能」がちゃんと身についている人がもってはじめて役立つものであって，態度だけいい医師はむしろ困りますね。

▶図2-17

患者の求めに応える医師の診療
・傾聴・非言語的コミュニケーションの重視
・医師－患者間の信頼の構築
・受療行動の把握
・しっかりした医療面接・身体診察
・患者解釈モデルの引き出し
・医療家系図（人間関係，家族構成）の把握
・1年間のライフイベントの抽出
・患者の価値観の理解
・患者が納得できるプロセスの実践

大事なのはまず医療面接・身体診察による情報収集でしょう。最近の患者さんが求めているものは，昔の患者さんと全然違うのです。世の中の価値観が大きく変わっています。医療で求められるコミュニケーションは，OSCEでやるような，君たちが思っている会話や態度という話ではないのです。もっと根源的なものです。双方向に情報交換を行い，一緒に問題点を考えていく一連の過程が医療面接ですし，そのために求められるのが図に示したようなポイントであり，信頼関係なのです。

■ 医師の立場と患者の立場

磯部　医師は特殊なものの考え方をします。

▶図2-18

> **医師の立場**
>
> ・価値基準は生存期間の延長，生活の質の改善，将来予見される健康上の不都合の回避
> ・アプローチの方法（プロセス）は科学としての医学に立脚
> ・患者を前にすると，すでに統計の世界に入っている
> ・見通しについては，過去の統計データ（エビデンス）と医師の経験に基づいた数値・見込みを伝えられるにすぎない
> ・疾病・臓器を中心に見る傾向
> ・患者の希望・満足と乖離する可能性を常にはらむ
> ・患者を固有の人生をもった人間として見る視点を失いがち

　医師の価値基準は最初に書いた3つ，基本的にこれです。アプローチの方法としては，科学としての医学に立脚していなければいけません。これを逸脱したら，もう医師ではないのです。僕たちはそういう宿命を負っています。

　常に目の前の患者がすべてなのですが，僕たちは病態生理と統計のなかでしかものを考えられないのです。見通しについては，数値で予測は言えるけれども，実際にどうなるかということは僕らにはわからないので，統計でものを話します。当然の帰結として，臓器が中心になり，病変が中心になってきます。専門になればなるほど，知識が増えれば増えるほど，魂をもった人間そのものよりも，人間に巣くう疾患が視点の中心になってくる。医師はそういう宿命をもっています。ですから，診療が患者の希望・満足と乖離する可能性を常にはらむ，あるいは，患者を固有の自分の人生をもった人間として見る視点が常に失われる傾向にある，と思ってください。

■ 医学と医療

磯部　医学と医療がどれくらい違うかというと……

▶図2-19

> **医学は**
>
> ・生物学と統計学から成り立つ
> ・一般性を追求する科学：対象は集団
> ・理由・原因（病態生理）が大切
> ・常に例外が存在する
> ・人間関係を前提としていない

　医学というのは生物学と統計学です。科学は例外が嫌いです。なんとかして1つの法則を見つけようとします。物理でも化学でも，科学はみんなそうなのです。医学は例外が必ず出てくるので，それをなくすために統計学という手法を導入したのです。そして，丸め込むようにして例外をなくそうとしています。ですから，医学の研究対象はどんどん細かくなるでしょう。細胞になり，分子になり，遺伝子になり，エピジェネティックになり，翻訳になり……要するに例外の要素はなくしていこうと，どんどん先端化していくのです。それが20世紀後半の医学です。21世紀になってエピジェネティックが発展してきたのは，いくら成分の研究をしても偶然性を排除できないということに医学が気づいたからだと僕は思います。

　医学は常に病態が大事，それから集団が大事です。当然ですが，医学は人間関係を前提としていません。けれども，医療は違うのです。

▶図2-20

医療は
- 患者の益を追求する総合的技術：業
- 医学を基盤とし，そこから逸脱しない（できない）
- 対象は個別の身体と魂をもった個人
- 例外は存在しない
- 人間関係を前提としている

　患者の益を追求する総合的な技術が医療なのです。しかし，医学を基盤として成り立っていますし，対象は個別の心と身体と魂をもった個人であり，例外は存在しません。「あなたは例外的な体質です」と言うことはタブーです。例外的な反応をする個人がいるだけです。当然，医療は人間関係を前提としています。癒やし，癒やされる，ヒューマニスティックな関係が求められます。医学よりもはるかに広い概念でものを捉えないと，良い医療はできません。
　患者の立場を考えてみましょう。

▶図2-21

患者の立場
- プロセスよりも結果が大事
- 最新の医学・医療は理解が困難
- 身近な体験（家族，知人）やメッセージ性の強い情報（TV，著名人など）を重視する
- 理由・原因を求めたがる
- 健康問題に対する感受性や対応は千差万別
- 健康であるべき自分と病気の自分の乖離
- 待てない
- 経済的なことを言い出しにくい

　僕たちが，例えば頭が痛い人に「痛いのが良くなりますよ」と言って偽薬を投与すると，プラシーボ効果で実際に良くなります。医学はそのプロセスを受け入れません。けれども医療としては，症状がとれて患者が満足できれば，それでよいのです。患者にとっては，プロセスよりも結果が大事なのです。医師は病態生理にのっとっていないことは受け入れ難いのですが，患者は違います。どんな例外であれ，奇跡であれ，結果がすべてです。さらに，常に身近な情報，特に医学的に質の低い情報を重視します。

科学的根拠に基づく医療の功罪

■ Evidence-based medicine（EBM）とは

磯部　最後にEBMのことをお話ししましょう。僕はEBMが大嫌いです（笑）。でも，すごく大事だと思うのです。僕自身は，EBMやそれをもとにしてガイドライン作成の責任者をしています。回診ではEBMに基づいた診療をするように指導していますし，医師会の先生にはエビデンスを講演します。でも，嫌いです。批判的に理解しないといけません。なぜか？ EBMはパネルにある4つのステップを踏むのです。

▶図2-22

> **EBMの4つのステップ**
>
> 1. 個別の患者の臨床上の問題点を抽出する。
> 2. その問題点を扱った最新・最良のエビデンスを検索する。
> 3. 得られたエビデンスの妥当性・重要性を批判的に吟味する。
> 4. そのエビデンスを該当する患者に適用できるかどうか判断する。
>
> (Sackett D, et al. Evidence-based medicine. Lancet 1995 ; 346 : 1171-2に基づく)

　これが提唱者のSackettさんが言ったEBMのオリジナルのステップです。これは何の問題もありません……このとおりいけば。でも、実際にはそういかないから問題なのです。ほとんどの医師の関心は2と3に囚われてしまいます。「エビデンスはこうなっている」と言うと、実際の患者の問題を取り扱っているつもりなのに、生物学と統計学の世界になっていくのです。

▶図2-23

> **EBMの問題点**
>
> ・医師の経験に基づく裁量の排除　　・人種差、地域差、年齢
> ・エビデンスそのものの問題　　　　・検査所見・診療情報の過信
> ・治療の目標は何か　　　　　　　　・表面的な統計学的事象の過大評価
> ・当該患者と臨床試験の対象の乖離　・個人を重んじる患者中心の医療との対立？

　僕は内科医を三十数年やっていますけれども、その経験に基づく裁量よりも、研修医が知っているエビデンスのほうが優先されたりしますから、けしからん……というのは個人的な感情です（笑）。でも、やはり臨床経験に基づいた裁量は大事なのです。なぜかというと、目の前にいる患者を診ているからです。ステップ1と4にあたる個別の患者の評価と理解にこそ、経験の価値は高いのです。この歳になると、やはり若いやつはだめだと思うのですね（笑）。ジェネレーションギャップは常にあるのです。もちろんエビデンスそのものの問題も少なくありません。問題は、そのエビデンスそのものを検証するという作業がおろそかになって、目の前にいる患者にそれがアプライできるかどうかということを客観的に判断できなくなってくるのです。検査値や統計学的な事象を過大評価します。

■ Narrative-based medicine（NBM）とは

▶図2-24

> **NBM**
>
> ・人の価値観は多様であり、人間は自分の語った言葉を通して物事を把握し、社会とつながっている。
> ・患者に自分の人生のなかで直面する病気についての物語（narrative）を聞くことによって治療の選択肢を考える。
> ・EBMを補完する診療の基盤。
> ・患者個人の人生を尊重し満足度を追求する診療。
>
> (Greenhalgh T, et al. Narrative based medicine—Dialogue and discourse in clinical practice. BMJ Books, London, 1998に基づく)

磯部　NBMとは何か？　聞いたことがありますか？　パネルにありますけれども，やはり大事なのは目前にいる個人です。NBMはEBMと対立する概念ではないのです。EBMを補完する概念で，先ほど言ったEBMの4つのステップの1と4，該当する患者の評価とアプライするところの検証に，患者さんの語り（ナラティブ）を採り入れるという臨床手法です。実際には方法論は確立されていませんし，日本の医療制度になじみませんが，今後の医療のあるべき姿の1つではないかと思います。少なくとも，その心は大事です。私の本（話を聞かない医師　思いが言えない患者，集英社，2011）に詳しく書いていますので，読んでください。

まとめ

磯部　君たちには多様な能力が必要とされます。単に態度や情報収集などに偏ることなく，臨床医として必要な研修をすることが大切です。

▶図2-25

> **プライマリ・ケアのまとめ**
> ・プライマリ・ケアと専門医療は対立する概念ではない。
> 　　専門医療のなかにプライマリ・ケアがあり
> 　　プライマリ・ケアのなかに専門医療がある。
> ・多くの同様な疾患をもつ患者の1人としてではなく，
> 　固有な存在としての患者を尊重すること。
> ・異文化であることを前提として信頼関係を結ぶ。
> ・「病気を治すことが究極の目的ではなく，
> 　良い人生を送れることが大事なのである」という価値観をもつ。

　僕たちは患者を集合名詞で捉えるけれども，患者は自分を固有名詞で考えます。異文化であることを前提とした良好なコミュニケーションは，信頼関係を増し，適切な情報収集を可能とし，良質な医療を提供するために必要なツールです。また，「病気を治すことが究極の目的ではなく，良い人生を送れることが大事なのである」という価値観をもってください。人間は死すべき存在であり，生老病死は人生の必然です。常に生命現象に畏怖心をもち，病気というのは治らないと思う謙虚さが必要です。動脈硬化を僕たちはインターベンションをして治していますが，症状が改善する率は，3年後には内科治療と変わらないことがわかってきました。不整脈の治療をすると早く死ぬことや，強心薬で患者を元気にすると死亡率が高まることもわかりました。そういうことの連続なのです。そして，エビデンスに基づいた医療が，ときに患者のための医療の妨げになることもあるのです。これが君たちへのメッセージです。これで授業を終わります。

[2014年3月／4年生　プレクラークシップ総論]

3 循環器疾患と病歴のとり方
—医療面接の極意

磯部　おはようございます。循環器内科の磯部です。臨床医として，患者さんとどのように向き合うか，どのように話をするのか，どのように情報を伝達し合うのかという話は，いろいろなところで聞いていると思います。実は内科疾患の7割ぐらいは，面接での話を通して診断しています。外来での見立ては，ほとんど当たるのです。入院するときには，診断がついて，問題がわかっていて，問題解決の方法がわかっていて，それを解決するために入ってくるのですが，それ以前の情報収集がとても大事です。やはりまず病歴です。

これから5分で次の課題のお絵描きをしてもらいます。

▶図3-1

> プリントの最後に綴じ込んである白紙を使って以下の内容のお絵描きをしてください。（5分）
>
> 白紙を横に使います。まず画面中央に大きな教会があります。その教会の上には太陽が昇っており，半分顔が雲に隠れています。その教会の玄関左に小さな広場があり，広場の真ん中には噴水があります。教会の正面に大きな川が流れており，小さな丸木橋がかかっています。川の上流には風車小屋があり，その上にはトンビが飛んでいます。川の下流には，牛が1頭水を飲みに来ていて，水遊びをしています。遠くの山の向こうには大きな虹がかかっています。

——絵を描く（5分間）。皆に供覧——

■ お絵描き

磯部　今までに，この絵を1,000人ぐらいに描いてもらっています。見てみましょう。

▶図3-2

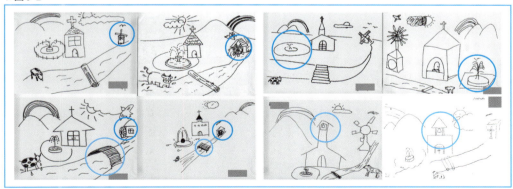

左のパネルの右上は上手な絵ですね。これはもうイメージどおりなのですが，これは風車でなく水車でしょう。時間をかけて描いても，こうやって水車を描いてしまいます。下は，どう見て

も丸木橋ではありません。左は太鼓橋ですね。右は板で造った橋です。

　噴水の位置も右と左が分かれます。文面には向かって右なのか，教会を出て右なのかという指定がないのです。どちらなのだろうと思った人はいますか？ ほとんどの人は，考えもしないで描いているでしょう。それで2対1ぐらいに分かれるのです。まさかと思うかもしれませんが，左足が悪いのに右足を切断した，右眼が悪いのに左眼を摘出したという医療事故が起きるのです。右と左というのは，考えないと間違えるのです。そして医療事故に結びつきます。

　教会というと99％の人が尖った屋根と十字架を描きます。しかし，鐘を描く人が100人に1人ぐらいいます。ごく一部に鐘のイメージをもっている人がいるんです。いろいろな発想の人がいるというのが人間社会の面白いところであり，個性です。こういう，大方の人と違うイメージをもっている人や，違った感性をもつ人がいるということを，医師は知らなければいけません。医師が自分の感性をもとに判断すると，間違った判断をしかねないということです。

情報は伝わらない

磯部　今，何十枚か絵を見ましたが，今日のテーマは医師と患者のコミュニケーションの話です。このお絵描きを見て，どういうことを感じましたか？ みんな同じ文章を読んで，同じ時間で，1つのクラスのcommunityの人が，これだけ違う絵を描くでしょう。水車と風車を知らない人はいないと思うけれど，水車を描く人がいる。なぜ水車と風車を間違えたか。川のそばにあると，風車が水車になるのですね。話の流れのなかで自分のイメージが水のほうに寄ってしまうと，水車になってしまいます。

　患者さんの話もそうです。自分の思い込みが患者さんの言ったことと違うと，患者さんの話がそのまま医師の耳に入ってこなくなってしまいます。丸木橋を間違えても，実生活で何の損もありませんね。でも例えば，患者さんが「みぞおちが痛い」と言って来たとします。その患者さんは，「みぞおち」という場所を下腹部のことだと思っていたとします。医師は心窩部痛のつもりで聞く。でも，患者さんの痛い場所は下腹部だった。本当は子宮外妊娠の下腹部痛だったとしても，医師は上腹部痛だと思って，しなくてもいい上腹部の超音波を撮る，内視鏡をする，そして手遅れになる，ということが起きるのです。確認しないと，そういうことになってしまいます。しかも，それは誤った情報を伝えた患者の責任ではなく，確認をしなかった医師の責任なのです。自分が常識のように思っていることが，必ずしも伝わらない。人によって違うイメージをもっているということです。

▶図3-3

	描いた絵の内容	割合		描いた絵の内容	割合
風車小屋	風車	68%	丸木橋	正しい丸木橋	57%
	水車（誤り）	32%		誤った丸木橋	37%
教会	十字架のみ	89%		その他	6%
	十字架なし	7%	噴水	左	65%
	十字架＋鐘	3%		右	32%
	鐘のみ	1%		その他	3%

　574人の統計をとってみました。風車の代わりに水車を描く人が1/3，正しくない丸木橋を描く人が40％近く，教会に十字架を描く人が90％ですが，鐘だけを描く人が100人に1人ぐらいいます。噴水も左に描く人と右に描く人が2：1に分かれます。

医師と患者のコミュニケーションというのは，病歴を聞く，あるいは医療情報を伝えることですが，非常に難しいことです。たったこれだけのお絵描きでも，このように混乱します。何の気なしにやっていると，大きなトラブルになることがあります。誤診につながります。実はそこから医療紛争が始まります。

■ **医療者と患者は異文化**

磯部　医療者と患者は，まったく違う生活をしている人たちです。医師も皆さんも，だいたい同じような社会階層の，非常に狭いcommunityの人たちがほとんどです。そういう集団のなかで，君たちは自分の文化を形成し，成長してきましたが，患者さんは違います。高齢者が多いと思いますし，なかにはホームレスもいるし，犯罪者もいるし，常習的に嘘をつく人もいます。嘘ではなくても，自分の症状をより軽く話そうとする心理があるし，逆に自分のつらさをことさら強調する心理もあります。

▶図3-4

- 医療者の視点はdisease（疾患）に向かう……医学生物学的モデル
- 患者の思いはillness（私の病気）に向かう
- 人は違う言葉を共通の記号（日本語）で話している
- 医師は患者の話を聞いていない。患者は自分の思いを伝えられない

　「患者の立場に立つ」と言うのは，言葉では簡単です。でも，医師と患者では，もって生まれた，あるいは自分のもっている環境が違うということだけではなく，視点が違うのです。病気をもっている人や病気の心配をもっている人と，病気を診る人では，視点が違います。私たちが患者さんを診るときに，「心筋梗塞の70歳の男性です」という言い方をします。これは集合名詞です。集団にカテゴライズして患者さんを診ますが，患者さんにとっては，自分の魂が宿ったその肉体だけが大事です。

▶図3-5

互いの文化が違うとき
- 発信者は自分の文化で記号化する
- 受信者は自分の文化で解読する

　さらに困ったことに，医師と患者は，同じ言語で，同じ基盤で，共通の記号（日本語）で話しています。ですから，「自分が伝えたいと思ったことが伝わっていない」ことを認識できません。間違って伝わっていることを意識しないでコミュニケーションしていることが，非常に多いのです。それが日常だと思わなければいけません。患者さんは自分の思いが伝えられない，医師の言葉は聞いているつもりでも心のなかには入ってきていない，ということです。

　君たちは毎日のように，「医師は患者さんの立場に立ってものを考えなさい」と言われているでしょう。そして，君たちもそうしようと思っているでしょう。でも，それは机上の空論だと思います。

▶図3-6

> 医師の文化は……
> ・医師の常識は社会の非常識
>   「はっきり言って，医者は社会的常識がかなり欠落している人が多い」（麻生太郎）
> ・医師は医師語をしゃべっている
>   論理構成，言葉とも
> ・医師の頭はイシアタマ
>   論理構成，発想，価値観
> ・しかもやっかいなことに，医師はそのことに気づいていない

　医師が患者の立場に立って医療を行うことはできません。そう考えたほうが，患者の立場がわかると思います。医師が言ったつもりでも，伝わっていないということです。病院で医療事故が起きるでしょう？　例えば，カテーテル検査をして心臓の血管を広げますが，ときにトラブルが起きるのです。年間に何百件もやっていると，数年に1人ぐらい出てきます。あってはいけないことですが，ある一定の頻度で合併症は起きるのです。そのため，インフォームドコンセントで話をして，文書で承諾書をもらっています。しかし，実際にそういうことが起きてみると，「これは医療事故ではなくて，不可避的にある一定の頻度で起きることだと，ご説明したでしょう」と言っても，患者さんは「いいえ，聞いていません」と必ず言います。「そんなつもりで聞いていませんでした」と言います。医師は確かに話しているのですが，患者は聞いていないのです。それでも責任は医師の側にかかります。

「問診」から「医療面接」へ

磯部　患者は病院に行くときどういう心理になるでしょうか。

▶図3-7

> 医療の場におけるコミュニケーションの特殊性
> 1. 患者自身はどんな医療サービスを受ければよいかわからない
> 2. 最初の段階では患者の問題が明らかでない
> 3. 医師は患者の問題の緊急性や優先順位についての判断をしなければならない
> 4. 時間が限られている

　例えば，男性が胸が痛くなって病院に行くときに，どういう感情をもつか。不安ですよね。心臓の病気かもしれない，癌かもしれない，もっと深刻な病気かもしれない，どういう検査をするだろう……人によっては，いくらお金がかかるだろう，家族や会社にどういう説明をしなければいけないだろう。病院にはメニューも料金表もありません。いきなり受診して，医師の判断で医療の内容が決まります。患者さんには，予想がつかない不安があります。

　患者は平等ではありません。機会は平等ですが，受ける医療は人によって当然違います。医師は緊急性や優先順位について判断しなければいけません。順番は守るべきものと世の中の人はみんな思っているのだけれど，医師はそう思っていません。この人は急ぐ，この人は急がない，この人は来なくていいという判断をするのです。しかし，そういうことが患者に伝わらないことが多いです。

私たちは病歴を聞くことについて「問診」という言葉を使います。問診という言葉にどういうイメージがありますか？　最近は，「問診」という言葉はもう使わないほうがいいだろうと多くの日本の医学教育者は思っています。問診とは，問いただすという意味です。病歴を聞くことを「病歴聴取」と言います。聴取というのは，警察官が容疑者に事情聴取するというように使います。医師が患者の病歴を「聴取する」というのはだいたいおかしいのですが，たぶん何百年と，医師と患者はずっとそういう関係できました。昔はそれでよかったのです。

　人類は飢餓やけが，感染症で死んできました。そういう時代の医療は，医師が診断して治療するときに，患者さんに「これを守りなさい。こうしなさい。この薬を飲みなさい。これをやってはいけません」「はい，わかりました，先生」という形で済んできました。そういう医療をパターナリズムと言います。お父さんと子どもの関係，あるいは先生と生徒の関係です。だから問診や聴取という言葉が残っているのです。

　しかし，今の病気は違います。生活習慣病では食生活を変えなければいけないし，薬を長期にわたって飲まなければいけないので，医師と患者の関係は非常に長くなります。また，治療の選択肢が多様になりました。死生観や人生の価値観も複雑化しています。医師が患者に一方的にものを伝えるのではなく，患者の状況を医師が把握して，それに応じた情報を提供することの繰り返しが必要になってきます。ですから，昔ながらのパターナリズム医療ではやっていけない疾病構造になっています。

　社会構造もそうです。1人1人の人間の権利意識が高まっています。先ほど「患者は平等ではない」と言いましたが，機会は平等でなければいけません。そういうことを非常に強く主張する社会になってきました。そのなかで君たちは医療をやっていかなければいけません。

　「問診」という言葉にはそういったパターナリズムの背景があるので，それに替わって使われる概念が，医療面接（medical interview）です。interviewの語源は何ですか？　inter（お互いに）＋view（見つめ合う），つまり「面接」とは双方向の関係なのです。

▶図3-8

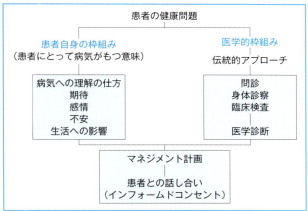

　「インフォームドコンセント」という概念が入ってきたときに，多くの医師は「インフォームドコンセントとは，ムンテラのことだろう」と言っていたのですが，実は，話をすることは共通していても，内容はまったく違います。ムンテラとは，伝統的アプローチのなかで医師が患者に伝えることです。

　医療の内容と社会の基盤が変わってきているので，これからは患者さんの健康問題には，必ず

「医学的な枠組み」と「患者の枠組み」があることを知らなければいけません。医学的枠組みについては，伝統的アプローチが必要です。一方で，患者は何を心配しているのか……同じように胸が痛くて来た60歳の男の人でも，胸の痛みに対する心配の内容や不安感は違います。違う生活，違う環境，違う家庭，違う職場，違う人生をもった患者さんの心配が同じであるはずはありません。一般社会の，君たちが全然遭遇したこともないような文化をもった人との対話のなかで，患者さんがもつ心配はどれだけ幅が広いものなのかを，常によく考えてください。

そこで，2つの枠組みをもとにマネジメント計画を立てることが求められます。それが「インフォームドコンセント」です。ムンテラとは違う概念です。このなかで医療面接は，従来的な問診，患者さんの枠組みへのアプローチの仕方，そしてインフォームドコンセントという，大きく3つの役割があります。したがって，ムンテラとインフォームドコンセントは違うし，問診と医療面接は枠組みがまったく違うのです。医学的枠組みを中心に君たちは勉強します。それは何も間違いではないし，必要なことです。一方，患者の枠組みへのアプローチについては，具体的なスキルや方法論は教えてもらえません。そのことを，今日は少しお話ししたいと思います。

上手な医療面接のためのステップ

磯部　具体的にはいくつかのスキル（方法，技術）があります。

▶図3-9

STEP 1	導入
STEP 2	主訴を間接質問で把握（ストーリーを聞く）
STEP 3	感情面への対応（共感）
STEP 4	患者の解釈モデルを知る
STEP 5	不足部分を直接質問で補う（問診）
STEP 6	既往歴，家族歴，患者背景を聞く
STEP 7	まとめと診察への導入
STEP 8	患者教育と治療への動機付け

医療面接で患者の枠組みにアプローチするために，重要なステップがいくつかあります。間接質問，共感，解釈モデル，パラフレージングなどの新しいスキルを紹介しましょう。ステップに順番はありません。その時々で臨機応変に変えていかなければいけないのです。

▶図3-10

面接成功のカギ
・環境整備（雰囲気，対面，椅子，プライバシー）
・患者の体位
・医師の姿勢，態度，挨拶，服装
・Ice break
・Eye contact
・患者の教育レベル，社会的地位，性格に合わせた言葉遣い
・名前や呼称を使う
・Paraphrasing
・I-message
・共感的対応

一般的によく言われているのは，環境整備，患者の体位ですね。病棟であれば，回診するときに，寝ている患者さんの上からのぞき込むようにして話をしても，対等な話はできません。目線の高さを合わせなければいけません。診察室で医師が電子カルテの画面をずっと見て話をしていても，患者さんは不満を覚えるのです。しかし，現在はほとんどの医師がパソコンの画面を見ながら話をしています。

　そして，医師の姿勢，態度，挨拶，服装。Mehrabianの法則を知っていますか？ 人とはじめて会って会話をするときに，相手の印象を何をもって判断しているか。具体的には，患者さんが来て，外来の診察室に入って先生とはじめて向かい合うときに，その先生に対してどんなファーストインプレッションをもつか。ほとんど見た目で決まるのです。君たちとは全然違う環境・文化の人が来るのです。例えば，耳にピアスをしている男性を見ると嫌悪感を覚えるお年寄りがいます。君たちの世代では当たり前で，金髪にしている男性を何とも思わないかもしれないけれど，そういうことを非常に不快に思う人がいます。医師は，そういう違った文化に対して常に敏感でなければいけません。第一印象は見た目がだいたい半分です。そして，残りは話している内容ではなく，しゃべり方です。最初にもった印象を変えていくことは，とても大変なことです。

　アイスブレーク（ice break）という言葉を知っていますか？ 氷が溶けるという意味です。患者が外来の診察に来ていきなり診察を始めるのと，「随分お待ちになりましたか」，カルテを見て「〇〇町からみえたのですね。私もその辺に住んでいたことがありますよ」「雨の中，大変でしたね」「いつまでも暑いですね」と始めるのとでは違います。何でもいいのですが，患者さんは不安でがちがちになって来る人が多いので，そういうワンクッションを置いて相手の気持ちをほぐすテクニックをアイスブレークと言います。

　アイコンタクト（eye contact）はわかりますね。パラフレージング（paraphrasing）とは，別の言葉に置き換えて繰り返すこと，うなずくことです。言ったことに対して，確認する言葉を言うとか，最後にまとめる，などといった作業です。患者さんにとっては安心感につながりますし，医師にとっては聞き間違いがないか，聞き落としがないかということに気づくきっかけになります。非常に重要なスキルです。

　I-messageとは，一人称で話をすることです。医師が「自分ならこういう治療を受けますよ」「私はあなたのことが心配なのです」という言い方をすると，患者が感じるメッセージの強さが違います。

　結局大事なことは，共感的な対応をするということに尽きます。紹介したスキルは，あくまでスキルであって，共感を伴っていなければ相手の心に届きません。残念ながら君たちは，もっている共感の心を表現するスキルについての教育を受けていません。

▶図3-11

共感的対応

1. 反映　　4. 協力関係
2. 正当化　5. 尊重
3. 支援

傾聴（active listening）→ 共感
　私の話を熱心に聞いてくれた。よく理解してくれた

　これまでの医療の世界では，患者は医師を選べませんから，どんな不信感をもっていても，普通はそのままでずっと続いていかざるを得ません。ところが，医療も変わりつつあるのです。

「自分の受持の先生を替えてください」と，私は科長としてしょっちゅう言われます。患者さんがそういうことを平気で言える社会になってきたのです。どういう人にも良い印象をもたれるような，見た目や，しゃべり方をしていかないと，良い医療はできないと思います。

■ 言語と非言語による情報伝達

磯部 人間同士が対話，会話をするときに，情報はどうやって伝わっていくか。もちろん話のコンテンツは大事ですが，内容だけで伝わる情報は6割ぐらいだと言われています。

▶図3-12

```
人はどんな信号を出しているのか
・言語
    内容，言葉遣い，話の進め方，敬語，比喩，など
・非言語
    声，発音，間の取り方，息継ぎ，視線，目つき，表情，動作，
    距離，服装，髪型，化粧
```

半分弱は非言語的な部分で伝わります。気持ちは，主として非言語部分で表現されます。言語と非言語のメッセージが乖離するときは，非言語のほうが本音だと感じます。患者さんとお話をして，「時間はあるので，ゆっくりお話ししてください」と言いながら，医師がちらっと時計を見るでしょう。患者さんは，「この人はやはり忙しいのだ」と思います。本音は態度，表情，話し方など非言語の部分だと受け取るのです。したがって，非言語の部分を大事にしなければいけません。

■ 間接質問と直接質問

磯部 言葉による質問を考えてみましょう。

▶図3-13

```
3つの問いかけ
・Neutral question
    答えが1つしかないもの：お名前は？ お住まいはどこですか？
・Open-ended question（間接質問）
    患者が伝えたいことを聞くための質問法
・Closed question（直接質問）
    医師にとって必要な情報を聞くための質問法
```

「頭は痛いですか？」「はい／いいえ」，「ご飯を食べましたか？」「はい／いいえ」，「胸が痛いですか？」「はい／いいえ」……こういうYES/NOで答えられる質問を，直接質問（closed question）と言います。「胸の痛みについて少し詳しく教えてください」というYES/NOでは答えられない質問は，間接質問（open-ended question）です。医師にとって，直接質問はすごく大事です。それをしないと正しい診断には至りません。

大きな違いは，間接質問は患者が医師に伝えたいことを聞くための質問法，直接質問は医師にとって必要な情報を聞くための質問法だということです。両方同じように大事なのです。先ほ

ど，医学的枠組みと患者の枠組みの話をしました．間接質問は患者の枠組みにアプローチするのに重要なスキルで，直接質問は医学的枠組みにとって重要な質問法です．大事なのは，話を聞く順序です．

▶図3-14

医師「今日はどうされましたか？」	
患者「昨日，急に胸が痛くなって，冷や汗が出てきたんです．すぐ治ったんですが，今朝も同じことがあったので，心配になって診てもらいに来たんです」	

医師の質問と患者の答え
「何をしているときに痛くなったのですか？」	「坂道を登っているときです」
「痛んだ場所は胸のどのあたりですか？」	「胸の中心です」
「痛みはどのくらい続きましたか？」	「2, 3分だったと思います」
「どんな痛みでしたか？」	「胸が締めつけられるようでした」
「どうしたら良くなったんですか？」	「立ち止まって休んだら治りました」
「痛みはどこかに響きましたか？」	「首から左肩に響いたように思います」
「どの程度の痛みでしたか？」	「冷や汗が出て，死んでしまうかもしれないと思いました」
「静かにしているときにそんな症状が出たことはありませんか？」	「ありません」

　患者さんが来て「胸が痛いです」と言ったときに，このように直接的な質問を重ねて，一問一答を繰り返していると，患者は先生に聞かれたことについて答えるという関係に陥ってきます．要するに直接質問はパターナリズム医療の第一歩なのです．

　この症状は典型的な労作性狭心症の症状です．医師は患者さんの最初の訴えを聞いたときに，診断できるし治療もできると思うわけです．一連の質問をして，診断をして，次は心電図，という流れになります．医学的にはそれが正しい対応かもしれません．

▶図3-15

医師「今日はどうされましたか？」
患者「昨日，急に胸が痛くなって，冷や汗が出てきたんです．すぐ治ったんですが，今朝も同じことがあったので，心配になって診てもらいに来たんです」
医師「胸が痛いのがご心配でいらしたんですね．それでは，その症状を詳しく教えてください」

　でも，このように間接質問から始めると，医師と患者の関係はパターナリズムに陥らず，信頼関係がより増す方向で展開していきます．いきなり直接質問で聞くと，患者の枠組みに関する情報で失われる部分が出てきます．患者自身が心配していることを吐露する場面がなくなってくるのです．胸の症状が出たことでその人が心配しているのは，肺癌かもしれない．あるいは，自分の兄が若いときに結核で死んでいるので，結核だったらどうしようと思って来ているのかもしれない．あるいは，病気自体のことよりも費用のことを心配しているのかもしれないし，親の介護が続けられるかどうか心配しているかもしれません．患者が思っていることを知ることが大事なのです．そういう患者の枠組みは，直接質問法からではアプローチできないのです．

■ 解釈モデル（patient's explanatory model）とは

磯部　解釈モデルという言葉を聞いたことがありますか？

▶図3-16

解釈モデルを明らかにする質問
・病気の原因についてどのようにお考えですか？ ・病気はなぜその頃に起きたのだと思いますか？ ・病気はどのくらい重いと思いますか？ ・どんな治療を受けたらよいとお考えですか？ ・病気に関することで一番心配していることは何ですか？

　例えば君たちは，自分が39℃の熱が出て，関節が痛くて，咳が出たら風邪だと思うでしょう。インフルエンザかもしれないと思って病院へ行きます。そのときの期待感は何ですか？　インフルエンザかどうか診断してほしい，薬が欲しい，生活上の注意点を教えてほしい，診断書がほしい……だいたいそういうことだと思います。医師は，きちんと話を聞いて，診察して，検査して，薬を処方して，生活上の注意をして，「3日経っても良くならなかったら，またいらっしゃい」という対応をします。君たちは，だいたいそれで満足できます。医学的にも正しい対応です。しかし，50歳ぐらいの男性で同じ症状が出たとしましょう。昔，自分の父親が50歳代で肺癌で死んでいる。そのときの症状が発熱と咳で，それと同じだと思う。CTを撮ってほしい，肺癌の血液検査をしてほしい，肺癌ではないと言ってほしい，と思っているかもしれません。医師が，君たちが患者であるのと同じようにインフルエンザと診断して，医学的に正しい対応をしたとしても，その患者さんは満足できません。

　解釈モデルとは，患者が自分の症状や自分の健康問題に対して原因やその展開についてどう思っているかを説明するための用語で，患者の枠組みで最も重要な概念です。患者さんがどういう思いでいるかを知るために，「あなたは何を心配しているのですか？」と直接聞くといいのです。解釈モデルという概念を知っておかないと，そういうアプローチができません。

■ 医師特有の言い回しを使わない

磯部　言葉も難しいですね。医師は自分のテリトリーの用語を普通に使うのですが，一般の人にはわからない言葉が多いです。どんなに心根の優しい医師でも，医学用語を使って患者に説明します。患者さんは，わからなくても，普通は質問しません。

　私たちは階段を上ることを「運動」あるいは「労作」と言います。「運動をしたときに胸が痛みますか？」と言うと，「私はスポーツをしないから，わかりません」という答えが返ってきます。要するに「運動」という用語のコンテンツが医師と患者で違うのです。そういうことを知らないと，正しい情報は得られず，余分な時間がかかったり，信頼関係が損なわれたりします。

　私は昔，信州大学にいました。若い先生が患者さんにカテーテル検査の説明をするのを隣で聞いていたのですが，いろいろ難しい話をしていたところ，「その検査は安心な検査なのですか？」と聞かれて，「いや，侵襲的な検査ですが，したほうがいいですよ」と言ったところ，「そうですか，この検査は信州大学でしかできない難しい検査なのですね」と言った人がいます。こういうことは，しょっちゅうあります。日本語は難しいです。医学用語は特に難しいです。

　医療面接の終わりですが，短い時間のなかで話をして，カルテも書かなければいけない，患者の解釈モデルも聞かなければいけない，既往歴についても家族歴についても聞いていかなければいけません。患者が安心感と信頼感を増すために一番大事なこと，医療の質を高めるために大事なことは，「まとめる」ことです。そして，何か言い残したことはないか確認することです。

▶図3-17

> **インタビューの終わりに**
>
> ・要約，確認，カルテへの記載
>   まとめをすることで，患者には医師の面接への熱意が伝わり，誠実に診療されていると感じることで信頼感が増す
> ・言い残したことはないか
>   door knob question
>   ・「先生，癌の心配はありませんね？」
>   hidden agenda（隠された受療動機）
>   ・セックスにまつわる心配，家庭内の問題，精神疾患に関する心配
>
> ほかには何をお困りですか？

「ほかに何か心配なことはありませんか？ 質問はありませんか？」という，患者の枠組みに関する質問をすることです。初診患者さんの医療面接のなかで最も重要な質問は，「ほかには何をお困りですか？」だと言った先生がいます。

■ 慢性心不全再入院のリスク因子は

磯部　慢性心不全という病気があります。急性心不全になって救急車で運ばれてきても，症状をとるのは簡単です。10日〜2週間で退院していきます。一番の問題は，再入院がすごく多いことです。

▶図3-18

> **心不全再入院のリスク因子**
>
> ・医師の指導を守れない（食事，飲水，内服薬など）　64.4%
> ・不整脈の発現　　　　　　　　　　　　　　　　　　28.7%
> ・環境因子　　　　　　　　　　　　　　　　　　　　18.8%
> ・肺感染症　　　　　　　　　　　　　　　　　　　　11.9%
>
> 再入院の最大のリスク因子 → 患者のアドヒアランス

再入院の理由を調べると，寒かった，暑かったという環境因子もありますし，無理をした，旅行に行ったという生活上の要素もあります。風邪をひいたなどの感染症も再入院の原因になりますが，一番多い原因は，医師が言ったことを守れない，処方された薬を飲まないということです。言い方を変えると，患者が守れるような指導をしない，あるいは医師が悪いということになります。アドヒアランス（adherence）とは，患者さんが薬をきちんと飲めるか，日常生活の注意をきちんと守れるかという概念です。再入院の最大のリスクファクターはアドヒアランスです。私たちがどんなに良いエビデンスを使って，どんな良い薬を使って治療をしても，患者さんが飲まなければ何もなりません。なぜ患者さんのアドヒアランスが悪いか，ということを考えることが大切です。

EBM（evidence-based medicine）とNBM（narrative-based medicine）の話は「プライマリケア」の授業のときにしましたね。病気に対する取り組みで，患者さんの目標は人ごとに違うでしょう。長生きしたいというだけが目標ではありませんし，今の苦痛をとってほしいということだけが目標ではありません。つらいけれども心臓手術を受けたい，どんなにつらくても移植して，あと10年生きて子どものために家族のために働きたい，と思う人もいます。でも，そんなつらい治療は受けたくないという人もいるのです。そういうことが，EBMの世界には入ってき

ません。それを生かそうというのが，NBMの世界です。

■「先生，治るでしょうか？」

磯部　最後に，これを読んでくれますか。

▶図3-19

> 症例：診療所の診察室。70歳の患者さんが昨日左鎖骨上部のしこりに気づいて，診療所を初診患者として受診，内科医師が診察しています。まったく症状のない元気な方です。先生は話を聞いたあと，鎖骨上部に無痛性で筋膜に癒合した直径2cm，短径1cmの固い腫瘤を触れています。ひと通りの診察を終えたあとで，先ほどの腫瘤をさわり直しているところです。
>
> 患者（不安そうな表情で）「先生，治るでしょうか？」
> 医師「……」
> （飯島克己. 外来でのコミュニケーション技法. 日本医事新報社，東京，1995, p.113より許可を得て転載）

　　この病気は何ですか？ Virchow（ウィルヒョウ）転移で，胃癌の末期です。これから体が黄色くなって，おなかが膨らんで死んでいきます。医師がこれを見て，癌だろうなと思って心配し，もう一度触り直して，なんて説明しようか，生検を先にするか，胃の内視鏡をするか，いろいろ考えているシチュエーションです。そこで患者さんが，唐突に「先生，治るでしょうか？」と質問したとします。どう答えたらいいでしょうか。

学生1　根拠もなく「治ります」とか，そういうことは言わないと思います。
磯部　言わないですね。何と答えますか。
学生2　わからないとしか答えられません。
学生3　この段階ではよくわかりません。
学生4　まず検査をしてよく調べてみましょう。
磯部　みんな，たいていそう言います。それでいいんでしょうか？

▶図3-20

> 面接者の基本的態度類型
> 1. 評価的態度　　4. 支持的態度
> 2. 解釈的態度　　5. 理解的態度
> 3. 調査的態度　　6. 逃避的態度

　　面接者の基本的態度類型は，だいたいこの6つに分かれます。このうち支持的あるいは理解的態度が，患者中心的な行動様式だと言われています。「まだわかりません。あとで検査してからお話しましょう」というのは，どれに当たると思いますか？ 逃避的態度？ そうですね。君たちは患者から逃げるのですか？

　　胃癌だと診断して，どうしようかと考えているのは，医学的枠組みです。でもこの場合，患者の枠組みはどうなのでしょう？ わかりますか？ 今日の1時間余りの授業で，君たちが学んだことは何でしたか？ どうやったら患者さんの枠組みにアプローチできるかを常に考るということですよ。そうすると，「先生，治りますか？」と言われて，直接の答えにはならないけれど，「何

を心配しているのですか？」という答え方があります。「だいぶご心配のようですね」「何か心配していることがあるのですか？」と医師が返すと，「ええ，実はもう胃癌だとわかっています」と言うかもしれないし，ひょっとしたら「結核を心配している」と言うかもしれません。どんな状況にあっても常に患者の枠組みにアプローチしようと考えると，医師と患者の対応法が変わってきます。

▶図3-21

> 診断とは，病名をつけることではない。何が問題で，その問題の原因は何かということを考える技術である。それを効率よく行うためには，まず患者との間に適切な人間関係を確立することが重要である。ある疾患の確定診断において，病歴や身体所見は「特定の検査」には勝てないが，「絞り込み」の病歴聴取や身体所見は「漫然と行われる」「絨毯爆撃的」検査よりも数段優れている。

▶図3-22

> 患者本位の医療 (patient-centered clinical method)，あるいは全人的医療とは，医師による医学的評価と患者側の考え方や希望を，患者とともに十分検討して，マネジメント計画を立てることにある。「病気を診ずして病人を診よ」

[2012年9月／3年生 循環器ブロック]

参考文献

1. Cohen-Cole SA. The Medical Interview：The Three-Function Approach. Mosby-Year Book, St. Louis, 1991.（飯島克己, 佐々木將人 監訳. メディカルインタビュー. メディカル・サイエンス・インターナショナル, 東京, 1994）
2. 飯島克己. 外来でのコミュニケーション技法. 日本医事新報社, 東京, 1995.
3. 飯島克巳. 患者対応学. 永井書店, 大阪, 1998.
4. Engel GL. The Need for a New Medical Model：A challenge for biomedicine. Science 1977；196：129-36.
5. 日本医学教育学会臨床能力教育ワーキンググループ. 医療面接の臨床技能教育. 津田司, 中村千賀子 編. 第2回「基本的臨床技能の教育法ワークショップ」資料-E, 1997.
6. 磯部光章. 医学部における新しいコミュニケーション教育：模擬患者を使った医療面接実習の導入. 信州医学雑誌 1999；47：229-40.
7. Greenhalgh T, et al. Narrative based medicine. BMJ Books, London, 1998.
8. Aldrich CK. The Medical Interview：Gateway to the Doctor-Patient Relationship. CRC Press, New York, 1999.（田口博國 訳. 医療面接法：よりよい医師-患者関係のために. 医学書院, 東京, 2000）
9. Feldman MD, Christensen JF. Bihavioral Medicine in Primary Care. A Practical Guide. Appleton & Lange, Connecticut, 1997.
10. Billings JA, et al. The Clinical Encounter－A Guide to the Medical Interview and Case Presentation, 2nd ed. Mosby, St. Louis, 1999.（日野原重明, 他監訳. 臨床医療面接技法. 医学書院, 東京, 2001）
11. 日本プライマリ・ケア学会 編. 外来でのこの一言. 日本医事新報社, 東京, 2004.
12. 尾藤誠司 編. 医師アタマ：医師と患者はなぜすれ違うのか？ 医学書院, 東京, 2007.
13. Tumulty PA. The Effective Clinician. W. B. Saunders, Philadelphia, 1973.（日野原重明 他訳. よき臨床医をめざして：全人的アプローチ. 医学書院, 東京, 1987）
14. 野口善令, 福原俊一. 誰も教えてくれなかった診断学：患者のことばから診断仮説をどう作るか. 医学書院, 東京, 2008.
15. 中村雄二郎. 臨床の知とは何か. 岩波新書, 東京, 1992.
16. 磯部光章. 話を聞かない医師 思いが言えない患者. 集英社, 東京, 2011.

4　心臓病の身体所見と胸部X線

医師としての臨床能力とは

磯部　今日は，心臓疾患を診るにあたっての基本的な診察能力の話をします。

▶図4-1

初期循環器診療に求められる臨床能力
- 患者とのコミュニケーションと医療面接
- 身体診察法
- 基本的検査の判断力
    - 単純X線写真
    - 心電図
    - 心エコー
    - 血液検査
- 診断推論と検査・治療計画立案
- 基本的救急疾患の対応
- 病歴の記載とプレゼンテーション

　これから4週間の病棟実習で学ぶべきことの指針をお話しします。循環器疾患は，症状があるときに来て証拠がつかめれば，診断は簡単です。しかし「動悸がした」「胸が痛かった」では，証拠は何も残りません。心不全も同様です。したがって，病歴と身体所見が大事になります。これから毎朝カンファレンスを聞くとわかりますが，研修医は大事な情報が欠けた病歴を書きます。文面は患者さんが言ったままを書いてありますが，本当に知りたい情報が書いていないことが多いのです。良い病歴を書くための手段として，コミュニケーションが大切であり，その前提が信頼関係です。

　循環器の診断は，聴診を含めて，身体診察でわかる部分がすごく多いので，それを4週間のうちに習得してください。また，循環器の検査は専門分化して本当に進歩していますが，基本はX線写真と心電図にあることに変わりはありません。今後も変わらないと思います。エコーも，循環器内科医ではない医師でもある程度わからないと困ります。あと，血液検査があります。問題点を考えて，診断を推論して，検査計画を立てて，得られた結果をどのように判断して次のステップにつなげていくかを考えることが医師の能力ですが，そのために情報収集が必要です。

　医師の能力は，1枚の病歴サマリー，1回のプレゼンテーションでわかります。私は全員の病歴サマリーをチェックしていますが，君たちが書いたサマリーを見れば，臨床能力がわかります。主訴や行ったことと結果に論理的なつながりがなかったり，検査を行うための必然性が不明であったり，大事な情報が抜けていて言いたいことがわからない病歴を書く人がいるのです。

　同じことがプレゼンテーションにも言えます。人にわかる，人が聞きたいと思っていることを，その場の雰囲気を読んで，考えてプレゼンテーションをすることです。一番大事なのはオー

ディエンスが聞きたがっている情報をわかりやすく話すことであって，自分が話したいことを一方的に話すとプレゼンテーションになりません。これは学会の発表でも，授業でも，講演会でも，患者との対話でも同じです。一方的に話すのでは，話した人の達成感・満足感で終わってしまい，相手に情報は伝わりません。

▶図4-2

> **診断の基本は病歴と身体診察**
> ・的確な面接により7割方の診断がつき，身体診察を加えれば，8割方の診断が可能である。
> ・「胸痛」を主訴に来診した患者の最終診断との一致率
> 　　病歴聴取　　　　　　　71.1%
> 　　診察所見が加わると　　76.1%
> 　　ラボ・データが加わると　81.4%

　循環器内科に限らず，外来レベルでの初診の面接と身体診察で8割方診察がつきます。胸痛で来た患者さんの約7割は，心電図や血液を見る前に，病歴で虚血性かそうではないかという見立てをしています。だいたい，通常は，狭心症では心電図にもラボ・データにも異常は見つかりません。

　君たちは入院患者のそろった証拠を見て判断していますが，最初の関門は，結局は病歴なのです。

心臓病の初療

▶図4-3

> **病歴のエッセンシャル・ミニマム**
> ・胸痛の訴えから狭心症（虚血性心疾患）の可能性を判断できる
> ・病歴から心不全の存在を推定できる
> ・動悸の訴えから疾患による動悸か，不整脈であれば原因の不整脈を推測できる

磯部　胸痛の訴えから狭心症，虚血性の痛みであることを判断しなければなりません。
　　　胸痛で来られる外来の患者さんはたくさんいますが，それが虚血性の痛みであることは多くありません。心電図をとっても狭心症はわからないので，病歴で聞き分けなければいけません。
　　　心不全も同じです。救急車で心不全の人が来れば診断は簡単ですが，過去に息切れがあった，動悸がしたという場合に，それが心不全だったかどうかを推測しなければいけません。動悸も同じで，君たちだって動悸はすると思いますが，心臓が悪いわけでも不整脈でもありません。実際，来院時に不整脈がある人はめったにいません。したがって，訴えから心臓からきている動悸であるかを同定し，不整脈であれば不整脈のタイプまで病歴で診断しています。
　　　診察は難しいです。まず顔と頸を見て，外頸静脈・内頸静脈を見分けます。動脈の音を聞きます。ギャロップ音とは何？

学生1　Ⅲ音，Ⅳ音。

▶図4-4

診察のエッセンシャル・ミニマム

・外頸静脈の怒張,内頸静脈の拍動を判定できる
・頸動脈の雑音を判定できる
・ギャロップ音を検出できる
・心雑音を聴取し,収縮期/拡張期,駆出性/逆流性,機能性/器質性かを推測できる
・肺野のcracklesを聴取できる
・下肢の血流障害を判定できる

磯部　そうですね。頻脈時のⅢ音,Ⅳ音をギャロップ音と言いますが,これは聴診以外に検出方法はありません。ギャロップ音があると,どういう病態がある？

学生1　うっ血性心不全や僧帽弁逆流のときにⅢ音が聞かれます。若い人であれば,健康な人でもⅢ音は聞かれます。

磯部　「若い」というのは子どものことです。心臓が柔らかくて,ダイナミックに拡張して止まるとⅢ音になります。雑音は耳に入ってきますが,それが収縮期/拡張期か,駆出性/逆流性か,機能性/器質性か,心エコーを撮る必要があるかどうかを推測します。健常者だって収縮期雑音はあります。普通は右室流出路を通ってくる機能性の収縮期の駆出性雑音を聞いていますが,そういう生理的なものかどうかを判別できなければ,特にプライマリ・レベルだと,エコーに回すかどうかを判断しなければいけないのです。小児科は特にそうです。それから,下肢の血流障害も判定しなければいけません。ASO(閉塞性動脈硬化症)も脊椎管狭窄症もcommon diseaseですが,病歴と診察で鑑別します。

身体診察

■ 身体所見を効率よくとる

磯部　診察所見は,予測して病態を考えないととれません。

▶図4-5

身体診察

・診察・診断はサイエンスに支えられたアートである
・簡便であり,非侵襲,低コスト
・医師-患者間の信頼関係を増す
・病歴から予測し得た所見しか得ることができない
・病態生理や所見をとる意義を考えながら行う

　漫然と聴診器を当ててギャロップ音が聞こえるかというと,聞こえません。聞こえるかを考えて,注意深く聞く必要があります。今朝の回診で,おなかに大動脈瘤がある人がいたでしょう。研修医に触れたか聞くと「触れない」と言っていましたが,あの人たちはそのつもりで触れていません。全身のサーベイ的な診察をした後で,きちんと病歴から予想し得た所見をもとに,深く考えて行うことが大切です。その過程で重要な陰性所見をとっていくのです。2段階の診察です。

── VTR(教授による診察風景) ──

▶図4-6

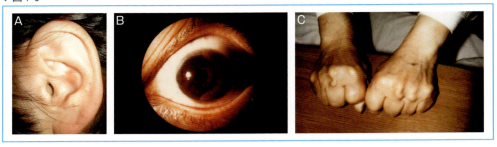

　　　目，耳，手，皮膚を見ていろいろなことがわかります。Aの耳にはピンクの発疹がありますが，患者さんが訴えなければ，見えたって放っておくでしょう？　これはサルコイドーシスの皮疹です。バイオプシーをしたところ，肉芽腫が出てきました。Bは40歳ぐらいの男性の目ですが，問題は黒目の周囲です。縁が白くて，普通ではないでしょう。老人の目を見たことがありますか？　正常の老人の目は黒目の縁が白くなりますが，これを角膜輪あるいは老人環（senile ring）と言います。老人であれば異常ではありませんが，50歳以下の若年者でみられた場合，腱黄色腫と同じ意味があります。腱黄色腫が出る病気は？

学生2　家族性高コレステロール血症。

磯部　そのとおりです。家族性高コレステロール血症（familial hypercholesterolemia：FH）です。Cでは手指の腱に塊が見えますね。腱黄色腫です。大事な所見です。ただ，コレステロールが一番たまる場所は？

学生2　眼瞼。

磯部　眼瞼に黄色腫がある人でも，コレステロールが高くない人は多いです。一番特異性が高く検出しやすいのは，アキレス腱です。

▶図4-7

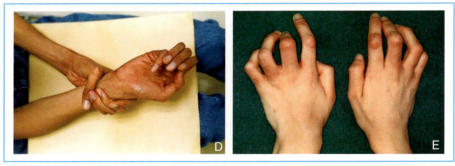

　　　T君，Dのように手首で親指と小指が交差するのは何病ですか？

学生3　Marfan症候群。

磯部　そうです。リストサインといいます。Eは，これは珍しいので知らなくてもいいですが，30歳ぐらいの女性で，指の関節に丸い塊があります。先天性の遺伝性の疾患で，ムコリピドがたまっているのです。小児科の病気ですが，Hunter症候群，Hurler症候群と言います。この人は僧帽弁にムコリピドがたまって，心不全で亡くなりました。

▶図4-8

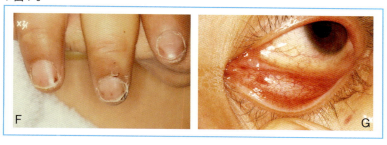

　　　Fは16歳の女子高校生で発熱，心雑音があります。こういうものがみられました。こういう所見を何といいますか？　Gは60歳の男性です。

学生4　Janeway斑。

磯部　よく知っていますね。Janeway斑です。君たちの試験によく出るOsler結節というのは，硬いしこりで痛いのですが，写真に写るような所見ではありません。もっと多い所見はFのような手や足先の無痛性の点状の紅斑であるJaneway斑です。Gのように眼瞼結膜にもみられます。眼底にできるとRoth斑といいます。病気は感染性心内膜炎です。

▶図4-9

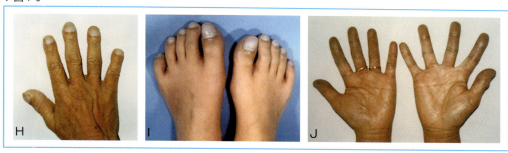

　　　Hは60歳代の男性ですが，こういう指の所見は何と言いますか？

学生4　ばち指。

磯部　肺癌のばち指です。IはFallot四徴症の15歳の少年ですが，チアノーゼ性のばち指です。同じばち指ですが，感じが違うでしょう。Jもチアノーゼですが，右手と左手のチアノーゼの程度は同じですか？

学生4　左のほうが強い。

磯部　これは珍しい病態ですが，どういう病態だと左手でチアノーゼが強くなるか，理解できますか？

学生4　左手の静脈血が多い。

磯部　そう。右よりも左手のほうが静脈血が多い。この人はEisenmenger症候群です。普通，Eisenmenger症候群は，VSD（心室中隔欠損）でもASD（心房中隔欠損）でも，左と右は変わりません。右に行く腕頭動脈，左に行く鎖骨下動脈，ちょうどアーチの真ん中にシャント血が噴いて，静脈血が2本の間に出てくると，右のほうのチアノーゼが軽くて，左が強くなりますね。そこにシャント血流が噴くのは何病ですか？

学生5　PDA（動脈幹開存症）。

磯部　胎生期にあった動脈幹の開存症。こういう所見をdifferential cyanosisといいます。特殊な病態です。

▶図4-10

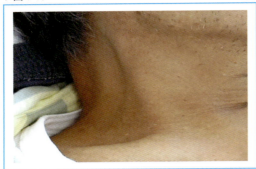

▶図4-11

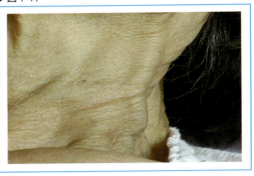

　頸静脈は大事です．図4-10の外頸静脈はすぐに同定できますが，大事なのは，外頸静脈が軽度に怒張していること以上に，全体の拍動です．これは何の拍動だと思いますか？　胸鎖乳突筋の後ろ側に何がありますか？

学生5　総頸動脈．

磯部　ありません．総頸動脈は胸鎖乳突筋の前にあります．胸鎖乳突筋の下にあるのは内頸静脈です．これは外頸静脈とは違うものを見ています．

　もっと極端な例が図4-11です．頸部全体が拍動しているように見えますか？　これは内頸静脈の拍動です．外頸静脈が怒張しているでしょう．v波が亢進しているので，この人を5m先から首を見ただけで三尖弁閉鎖不全があるのがわかりますし，外頸静脈が高度に怒張しているので，視診だけで中心静脈圧が高いことがわかります．

▶図4-12

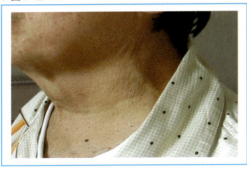

▶図4-13

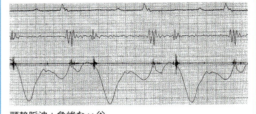

頸静脈波：急峻なy谷

　図4-12は座位で，外頸静脈が見えます．内頸静脈の拍動には，どういう特徴がありますか？先ほどの人と違って，へこむでしょう．この人は心房細動なのでa波はありませんが，v波の後のy谷がへこんでいます．右は頸静脈波です．これは拡張障害の所見で，非常に顕著です．この人は心臓のアミロイドーシスです．右心系の拡張障害がわかります．かつ，外頸静脈が怒張している．このように，頸部血管の所見は非常に情報量が多いです．よく見てください．

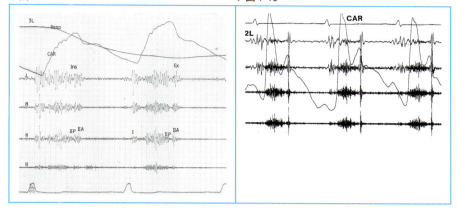

▶図4-14　　　　　　　　　　▶図4-15

　　触診の所見はスライドにできないので，頸動脈波形を示します。頸動脈波を触ってください。図4-14は立ち上がりが遅くて，ぎざぎざしていてニワトリのとさかのようになっていますね。これを鶏冠状と言います。心雑音があれば，この人は重症AS（大動脈弁狭窄症）に伴う収縮期雑音だとわかります。
　　図4-15は閉塞性肥大型心筋症（HOCM）の心電図，頸動脈波，心雑音です。U君，どういう所見ですか？

学生1　二峰の……

磯部　そうです。収縮期に2つに割れます。閉塞性肥大型心筋症に特徴的な二峰脈です。注意深く触れると，2つの山を人差し指で触れることができますね。

■ 患者ごとに病歴から想定される所見をさぐる

磯部　Y君，読んでくれますか。

▶図4-16

症例：24歳のA子さん，OL（証券会社）
　特に既往症のない，健康に過ごしていた女性。半年ほど前から微熱が出て，身体がだるいと感じていた。その間，複数の内科医院を受診して，いずれでも抗菌薬を処方された。そのうち左手がだるくなり，上腕に痛みを感じるようになった。整形外科を受診したものの，わからないと言って湿布を処方された。接骨院では「背骨の矯正」を受けた。左顎の下が痛むようになったため，歯科を受診。「親知らずの生え方が悪い」ということで抜歯をされた。症状は改善しなかった。そのうち，下痢をするようになって消化器内科を受診。「潰瘍性大腸炎」と言われ大学病院を紹介。大腸内視鏡を行っても診断がつかなかった。

　　Sさん，何病ですか？　T君，何病？

学生3　IE（感染性心内膜炎）。

磯部　どこがIEっぽいですか？

学生3　熱が出ているところ。抜歯を受けている。

磯部　熱が感染とは限らないよ。発熱は抜歯の前からだよ。左手はどうした？

学生3　左手の痛みは，心疾患からの放散痛。

磯部　下痢はどうして？　ほかの病気を思いつく人はいますか。24歳の女性，発熱，全身の症状があっ

て，左手の痛み，左顎の下の痛み，潰瘍性大腸炎。

学生3　大動脈炎症候群？

磯部　これは典型的な高安動脈炎（大動脈炎症候群）の病歴です。潜行性に始まって，抗菌薬が効かない発熱，左手の虚血があって，顎痛，歯痛。よく間違えて抜歯されます。炎症性腸疾患を合併する率が8％です。高安動脈炎を疑ったら，まずどういう診察をしますか？ 左右の脈をみて，血圧を測りますよね。

▶図4-17

現症：脈拍96/分，血圧；右腕136/76mmHg，左腕68/40mmHg
　　　貧血あり，皮膚が湿潤，全身に消耗感あり
　　　両側頸部に血管雑音聴取
　　　胸部に収縮期雑音（Ⅲ/Ⅵ）
　　　右上腹部に血管雑音

　僕の外来で，血圧は右手が136，左手が68で，左手は脈なしです。なぜ多くの医師が診ていながら，半年間，左手の脈なしが検出されなかったか。患者さんに聞くと，左腕が痛いということで，どの医師もナースも，かわいそうだといって左手に血圧計を巻かなかったそうです。頸に聴診器を当てるとザーザーと大きな雑音が聞こえますが，内科の先生はおそらく首に聴診器を当ててもいません。注意深く聞くと，おなかにも雑音が聞かれます。

▶図4-18

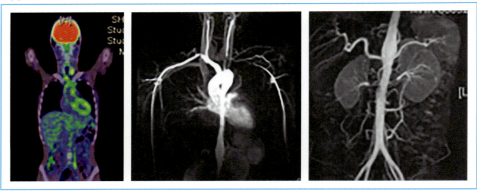

　僕が診断して，検査をすると，PET陽性，左鎖骨下動脈閉塞，胸腹部大動脈が狭窄，両側腎動脈狭窄。プレドニン®を処方して，翌日から元気になっています。高安病はしばしばこのような不幸な経過をたどります。医師は，ときに気がつかない，考えない，ルーティンのことにしか頭がいかなくなってしまいます。患者は1人1人違うんです。

胸部X線写真の読み方

磯部　X線写真です。54歳の女性で，息切れがするということです。CTRが58％，両側CPAはシャープです。それ以上のことを言ってください。

▶図4-19

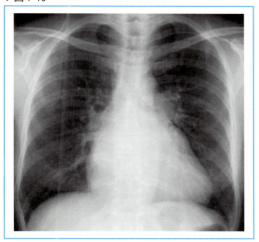

学生3　左4弓拡大。
学生4　2弓の肺動脈が張り出している。
磯部　右？ 左？
学生4　左です。
学生3　左3弓も少し拡大しています。
磯部　していますね。
学生4　右2弓も拡大していますか？
磯部　2弓も拡大しています。病気は何ですか？
　　　心臓，縦隔陰影を見るときに，君たちはシルエットを追っているだけです。心臓のチャンバーのどこが大きいかを考えるのです。右の2弓は，解剖学的には何？
学生4　右心房です。
磯部　左の4弓は？
学生3　左心室。
学生4　右心室も。
磯部　どっち？
学生4　両方。
磯部　両方です。右心室と左心室が重なって見えるのです。どちらが大きくなっても，4弓が大きくなります。この人は，どこ？
学生3　左心室だと思う。
磯部　理由は？
学生3　肺のうっ血所見があるから。
磯部　うっ血所見があるということは，肺の静脈圧が高いという意味ですね。そうすると，左心室でなくても……左心房が悪くても，肺動脈が悪くても，肺静脈の末梢が悪くても，このようになりますよね。この中央の黒いところは何ですか？ 気管分岐角を知っていますか？ 気管分岐角が開大して左の気管支が上方に偏位しています。これは何のシルエットですか？
学生3　左心房。
磯部　そうすると，この人は左心房が大きいだろうと考えます。右2弓の内側に線が見えますか？ こういう所見を何と言いますか？ 右2弓の二重陰影（double shadow）と言います。これも左心房

の陰影ですね。巨大な左心房なのです。右心房が拡大，肺うっ血があり，肺動脈が拡大していま
す。そうすると，左の第4弓は右心室か，左心室か。もし右心室が大きくなると，どのようにな
ると思いますか？　右心室は心臓の前面にありますね。確認する方法はありますか？

▶図4-20

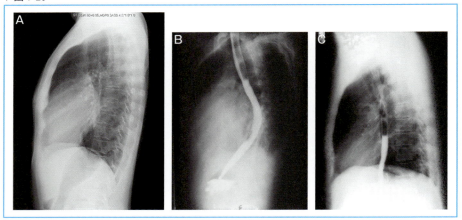

　　正面でもわかりますが，確実なのは側面写真（A）を見ることです。右心室が大きいことがわ
かりますね。BとCは別の人ですが，左心房は心臓の後ろ側にありますから，左心房が大きく
なっている場合は，食道造影すると食道が後方偏位します（B）。正常な人は真っすぐです（C）。
昔はX線写真を撮るときに，心臓4方向といって，造影剤を飲んでもらって撮りましたが，そう
すると左心房が大きいことがわかります。この患者（A）は，左心房が椎骨にくっつくほど巨大
です。
　　そうなると，この人はどこに問題があると思いますか？　左心房がとても大きく，その上流に
全部負担がかかっている。肺静脈圧が高い，右心室が大きい，右心房が大きい。そういう病気を
知りませんか？

学生5　僧帽弁狭窄症ですか？

磯部　そう思って肺を見てごらん。右下肺野に，横にシャッシャッと細かい線がありますが，これは何
と言いますか？

学生5　Kerley B line。

磯部　そうですよ。これは典型的な僧帽弁狭窄症（MS）のX線写真です。僕らはこのX線写真を見る
なりわかりますが，重症MSです。そこまで読まなければいけません。X線写真は，単にシル
エットを見るのではなく，病気や病態をきちんと考えながら読むのです。シルエットだけ見るの
ではなく，縦隔の中を見る，病態を考えながら見る。
　　次は34歳の女性。別の病院に入院していて，抗菌薬を使っても5日間熱が下がらないと言っ
て，僕の外来へ紹介されて来ました。何も病歴のない，健康だった主婦です。ある日39〜40℃
の熱が出て，咳が出たけれど，初診医はこのX線写真を見て肺炎がないと判断しました。しか
し，患者さんの具合が相当悪く，重症だということで入院してもらい，抗菌薬を投与するのです
が効かなくて，僕の外来へ送ってきました。

▶図4-21　　　　　　　▶図4-22

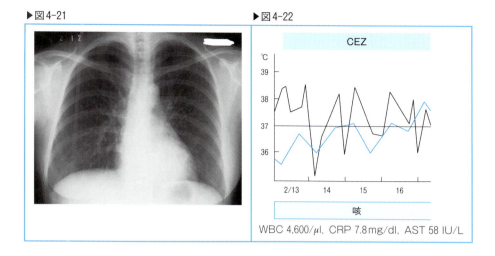

WBC 4,600/μl, CRP 7.8mg/dl, AST 58 IU/L

　　　　入院のときのX線写真ですが，僕はこのX線写真1枚で診断しました。読めますか？
学生5　右の肺動脈が太い気がします。
磯部　正常で，これくらい別に問題ないです。君たち，前のX線写真の読影で何を学習しましたか？
学生5　縦隔の中を見る。
磯部　そうですね。見てください。シルエットサインとは何ですか？
学生5　腫瘍などがあったときに，それが心臓などと接していると，同じ……
磯部　間に境が見えないのがシルエットサイン陽性ですね。上のほうで弓部から下行大動脈が見えます。この先どこへ行きますか？　追えない？　おかしいと思いませんか？　たいてい見えます。心臓に重なって影が見えませんか？　シルエットサインが陽性になっています。下行大動脈は，前後で言うとどのへんにありますか？　心臓の後ろに走っています。おかしいと思ったら，どうすればいいですか？
学生3　横から撮ってみる。
磯部　そうだね。

▶図4-23　　　　　　　▶図4-24

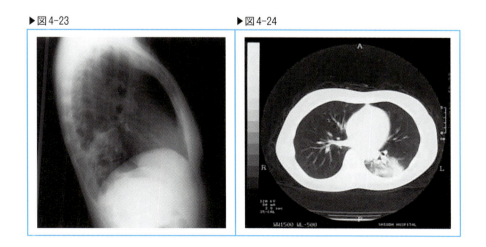

　　　　心臓の真裏に，こんな大きな斑状の影があります。これは5日経って僕が診たときに撮った側

面写真です。肺炎の影があって，大動脈に接しているのです。CT（図4-24）でも同様でした。肺炎です。

　この患者を診た先生は病歴もろくにとっていません。肺炎を疑って，いきなり抗菌薬を使っていますが，34歳の人が突然肺炎になって，これだけの情報がそろったうえで何を聞いたらいいですか？　病歴は考えないととれません。病態，この人の経過，症状，検査所見を勘案して考えて，こちらから質問をすると，患者さんは自分の気がつかない情報を教えてくれます。

学生2　海外渡航歴。

磯部　いいですね。でも，行っていません。健康な若い人が突然，市中肺炎になる理由は何ですか？　患者さんの病態・検査所見から，逆に必要な病歴を聞く習慣が大事ですよ。

学生4　CRPが高いのに，白血球が多くない。

磯部　そうだね。そういう肺炎をなんと言いますか？

学生4　非定型肺炎。

磯部　非定型肺炎あるいは異型肺炎と言いますね。非定型肺炎には何がありますか？

学生4　マイコプラズマ，レジオネラ，クラミジア。

磯部　この人はマイコプラズマである事前確率の可能性は非常に低いのですが，なぜですか？　マイコプラズマに感染する人はほとんど子どもで，たまに老人です。健康な若い人は，まずマイコプラズマには感染しません。たまにいて，最近増えているらしいですが。レジオネラもだいたい老人で，たいていは温泉かプールの病歴があります。それから聞くことは何ですか？

学生4　……

磯部　この人の話をよく聞くと，2週間前にご主人が子どものためにセキセイインコを買ってきたそうです。この人が餌をやっていた。2週間経ったら熱が出た。疑われる疾患は？

学生1　オウム病ですか？

磯部　次にやることは？

学生1　喀痰培養。

磯部　しません。そんなことを言っていると，国家試験に落ちるよ（笑）。病原体には培養で検出できるものと，できないものがあります。次は，クラミジアの抗体価を調べます。

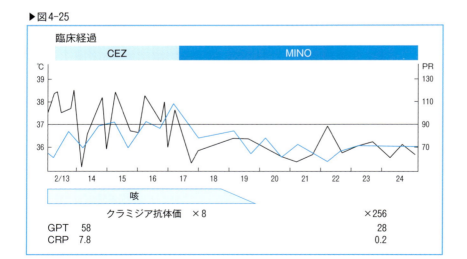

▶図4-25

　結果が返ってくるのは3日後ですが，私は同時に抗菌薬をセファゾリン®（CEZ）からミノマイ

シン®（MINO），テトラサイクリンに変えました。すると，その日に熱が下がりました。確かに，この日クラミジアの抗体価は上がっていませんが，1週間後に再検すると上がっていました。この人は元気になって帰りました。

　クラミジア感染症（オウム病）はけっこう重症なので，診断できなければ死んでいた可能性もあります。診断できるかどうかは，このX線写真を読めるかどうか，それから病歴をきちんと聞けるかどうかです。僕はセキセイインコを処分しなさいと言いましたが，かわいそうで町に逃がしたそうです。

　これからの病棟実習では，特に情報収集，検査所見をきちんと読む，X線写真・心電図・身体所見を1つの目標にして，あとはプレゼンテーションとサマリーです。

　何か質問はありますか？　では，今日は終わりです。

［2016年10月／5年生　クリニカルクラークシップ　クルズス］

5 臨床診断のロジック

磯部　今日の授業は「臨床診断のロジック」です。皆さんのほとんどが臨床医になるでしょう。臨床医として一番大事な能力は，医師としてのロジックを踏まえてものを考えることだと思います。知識は限りがあるので，なんでも知っている人はいません。常に新しいものをキャッチアップして勉強する能力が大事です。君たちは6年間で医学を学んできたと思いますが，医学知識だけで医療はできません。医学と医療の違いは，集団のサイエンスと個別の対応だと思います。患者は1人1人違います。

ヒューリスティックとは

磯部　まず，下のパネルを読んでください。

▶図5-1

> 真由美さんは31歳の独身，ものをはっきり言うタイプで，頭が良い。大学では教育学を専攻した。学生として差別問題や社会正義の問題に強い関心をもっていた。また反核デモにも参加していた。
>
> さて，次の2つの文のうち，どちらがより可能性が高いか。
> 　A　彼女は現在，小学校の教師である。
> 　B　彼女は現在，小学校の教師であり，女性解放運動にも熱心である。

　AとBのどちらの可能性が高いでしょうか。挙手してください。Aの人。次Bの人。Aが2/3，Bが1/3くらいですね。冷静に論理的に考えれば，Aの可能性が高いに決まっています。ただ，普通の人は，この人はたぶん女性解放運動にも熱心なのだと思うでしょう。女性解放運動については何の情報もないですが，真由美さんはきっと女性解放運動に熱心であろうと。論理的にはなんとも言えないのですが，人間は総合的に判断しているのです。ある意味ではいい加減な判断をしますが，たいてい当たります。

　間違う，間違えないはともかく，こういう発想能力を「ヒューリスティック」と言います。医師の優れた能力はヒューリスティックだと，僕は思います。名医・良医は優れたヒューリスティックな能力をもっています。患者がいろいろな訴えをしてきたときに，そのあやふやな情報から正しい診断を思いつくかどうかなのです。ヒューリスティックに思いつくことは，とても大事です。そういう能力を磨かなくてはいけません。

　同時に，ヒューリスティックはときに誤った判断に導きます。昔，私が松本にいたときに，松本サリン事件が起きました。そのときに，まったく無実の被害者が犯人に仕立てられ，警察ばかりか，日本中の国民やマスコミが犯人として袋だたきにしました。集団的なヒューリスティックだったと思います。医療の世界では，これだけ人工知能（AI）が進歩したこの時代に，臨床に使える自動診断ロボットはいないのです。人工知能がヒューリスティックに人の心を読めるところ

までいっていないためだと思います。

▶図5-2

> **ヒューリスティック**
> ・「もっともらしさ」が高い場合のほうがよく生じると思ってしまう
> ・すべての可能性を網羅して考えていない
> ・人間固有の優れた能力：早道思考
> ・人間の判断はいい加減

　例えば，患者は嘘をつきます。故意に嘘をつく人はめったにいませんが，医師にとって大事なことは教えてくれません。こちらが期待したことを言ってくれません。あるいは，違った形で表現します。こちらが思った表現が，患者さんの感じている症状とまったく違います。その意味で，医学的に嘘をつくのです。なかには，本当に故意に嘘をつく人もいます。癌という診断が心配なので，自分の症状を軽く言う人がいます。逆もいます。いろいろな理由で，インターネットで仕入れた癌に類する情報を医師に言う人もいます。

　ヒューリスティックは，ある意味ではいい加減です。そういう話をこれからしていきます。

▶図5-3

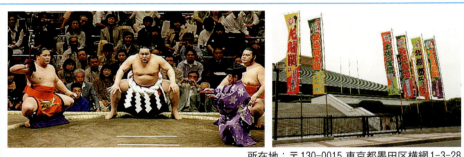

所在地：〒130-0015 東京都墨田区横網1-3-28

　　　　図をよく見てください。右の建物は何ですか？
学生1　両国国技館。
磯部　そうですね。この住所を覚えてください。消してから聞きますよ。（スライドを消して）隣の人，所在地は？
学生2　130-0015。住所が東京都墨田区よこづな（横綱）1-3-28です。（隣の学生の笑）
磯部　なぜ笑われたと思いますか？　わかっている人はいるのです。
学生2　わかりません。
磯部　わかりませんか？「よこづな」と読んだ人は，正直に手を挙げてください。あとのみんなは「よこあみ」と読みましたか？　ほとんどが「よこづな」で，「よこあみ」は数名ですね（笑）。T君，「網」と「綱」の漢字の違いは知ってるよね。なんで間違えたの？
学生2　横綱の写真を見ていたものですから……すみません。
磯部　いつ，どこで，誰にやっても，過半数の人が「よこづな」と読みます。ヒューリスティックに基づく誤った判断です。診断の現場でも，同じことが起きます。

病歴を聞くこと

磯部　虚血性心疾患の診断をするうえで，病歴，心電図，血液検査のなかで最も重要な情報は何ですか？　もちろん病歴ですよね。例えば，虚血性心疾患で来た人は，心電図・血液が正常であっても，僕らは症状で診断して緊急カテをするのです。

▶図5-4

診察における病歴と身体所見

病歴聴取や身体所見は，ある疾患の確定診断における「特定の検査」には勝てないが，疾患や病態の見立てにおいては，漫然と行われる目的のはっきりしないスクリーニング検査よりもはるかに優れている。プライマリ・ケア医にとっても専門医にとっても，一般病院や診療所では，病歴聴取と身体所見は極めて重要であり，しかも一生使える武器である。

　まず病歴を聞いて見立てをします。どこにでも常に心電図があるわけでもないし，すぐに血液検査の結果が出てくるわけでもないのです。そのときに何が大事かというと，病歴なのです。そのことを，これから話します。
　老人ホームに往診に行ったところ，ある老人が「今朝から息が苦しい」と訴えている。肺炎か？　心不全か？　X線写真も心電図も血液検査もできません。輸液をするか，利尿薬を出すか，抗菌薬を出すか出さないか，救急車を呼ぶか，自家用車で病院に行ってもらうか，あるいは翌日まで経過を見るか……という判断は，まず病歴と身体所見だけでしなければいけないのです。

▶図5-5

病歴取得の要点

・患者との適切な人間関係の樹立
・鑑別診断に必要な医療情報の取得
　　能動的に必要な情報を聴取する
　　診断仮説検証に必要な情報を聴取する
　　患者との文化の違いに常に留意する

　病歴をとることにどういう意味があるかというと，1つは人間関係の構築です。こちらから情報をとっていかないと，医学的に非常に重要なことでも患者は言いません。患者が言うのは，自分にとって大事なことだけなのです。医師にとって大事な情報は，医師から能動的に聞かなければ出てきません。しかも，患者と医師はまったく違う文化に立脚して会話をしています。同じ日本語をしゃべっていることだけが共通点です。

▶図5-6

患者の言葉の医学情報化

・患者の問題の整理
・ほかの医師との情報共有
・言葉は人によって異なった意味をもつ
　　「胸が痛い」→ 皮膚の痛み，呼吸の苦しさ，動悸がする……

> めまい → 回転性？ 動揺性？ 浮動性？ 立ちくらみ？
> 足が腫れぼったい → 浮腫とは限らない，末梢神経障害のことも，Raynaud症候群のこともあり得る
>
> 患者の言葉を直訳してはいけない

　胸が痛いと言う人が，実は帯状疱疹の皮膚の痛みだということもあります。あるいは，息が苦しい，動悸がすることを「胸が痛い」と表現する人もいます。表現そのものも大事ですが，逆に，患者の言葉そのままを医学情報と捉えてはいけません。

医師はどのように初期診断を誤るか

磯部　医師は頻繁に診断を間違えます。いろいろな間違い方がありますが，私は人の失敗を見て，自分が同じことをしないように常に戒めています。

▶図5-7

> **誤診の要因**
> ・知識不足　　　　　・不定愁訴 → 思考停止
> ・知識の偏在　　　　・ヒューリスティック
> ・成功体験，失敗体験　・思い込み・固着

　知識がないのは誤診ではなくて，単なる無能，無知だね。問題は経験が豊富でも，あるいは豊富であるからこそ，陥る誤診があることです。
　診断に際して重要な要素は，君たちが4年生ぐらいのときから私は繰り返し言っていますが，大きく5つあります。一般的に言われるのは3つです。

▶図5-8

> **診断に際して考慮すべき要素**
> 1. 蓋然性
>   そもそも症状・症候を説明できるか
> 2. 疾患頻度（確率＝臨床疫学）
>   シマウマ探しをしない（医学教育の問題点）
> 3. 緊急性
>   治療のgolden timeがある疾患は見逃さない
> 4. 重大性（アウトカム）
>   癌など緊急性はないが，見落とすと結果が重大
> 5. 経時的変化 → 臨床診断のダイナミズム
>   疾患・病態・症状は時々刻々変化する

　蓋然性，疾患頻度，緊急疾患，アウトカムに関わる疾患から挙げていきます。すべてに共通して大事なのは，経時的な変化です。
　両足がしびれる60歳の男性がやってきました。ある学生が，Charcot-Marie-Tooth病かもしれないと言いました。それがなぜ正しくないかというと，「疾患頻度」が極めてまれだからです。60歳の男性が両足がしびれると言ったら，まず糖尿病の神経障害から考えなければいけま

せん。あるいは間欠性跛行と考えて，脊椎管狭窄症ないしASO（閉塞性動脈硬化症）を考えなければいけません。珍しい疾患から挙げるのは，できる学生が陥りやすい誤りです。

緊急（性）の軸も，時間に関わります。臨床診断はダイナミックです。君たちの試験問題や病棟で診る患者は，スタティックです。その断面で判断します。しかし，患者も人の心も時々刻々変化していくのです。

▶図5-9

動的診断

経時的変化を常に頭に入れる
・患者・病態は時々刻々変化する
・医学情報は発せられた瞬間に固定化する
・問題解決にはタイムリミットがある
・病態が改善しているか，悪化しているか考える
・常に変化し続ける患者を頻回に観察する
・多くの身体的異常は時間経過とともに改善する

　　時間はどんな薬剤にも勝る最良の処方箋

こういう考えから，動的診断学と言っている人がいます。常に時間の変化を考えていなければいけません。情報は，誰かから誰かに伝わる，あるいは患者から医師に伝わった途端に固定化します。その情報は二度と動きません。その観点から，急性の腰痛を訴える，いわゆるぎっくり腰について考えてみよう。

▶図5-10

急性腰痛のred flag sign

・腰痛の70%は診断確定ができない
・症状が激烈であっても90%は1カ月で回復する
・以下の疾患は緊急治療を要する
　　大動脈瘤，大動脈解離，脊椎感染症，癌転移，圧迫骨折など
・重篤，緊急性のある疾患を見落とさない
・red flag sign（危険な徴候）は何か
　　急性・進行性，腹部腫瘤，下肢の虚血症状

君たちは鑑別診断を知っていると思うけれど，頻度順の疾患は何だと思いますか？

学生3　急性膵炎。

磯部　シマウマ診断だね。

学生4　筋肉とか。

磯部　筋肉痛，筋膜痛ですね。原因不明が一番多いのです。たぶん6～7割はそうなのです。どう対応するかというと，たいていは放っておくのです。痛みにだけ対応します。ただ，急いで対応する必要がある疾患があります。アウトカムに関わる疾患は何でしょう？

学生5　脊椎管狭窄症？

磯部　もっと急ぐ重大な疾患があります。大動脈解離，癌の転移，圧迫骨折などの疾患です。そういった疾患は，急いで診断をつけなければいけません。しかし，頻度は低い。red flag signとありま

すね．危険な徴候ということです．見逃してはいけない疾患を見抜くための徴候ですね．このように，急性の腰痛や胸痛・腹痛などほとんどの症候は，実は時間で解決します．そのことも，動的診断学という言葉で表してよいと思います．

次の人，病歴を読んでください．

▶図5-11

症例：35歳，女性，生来著患を知らない主婦．誘因なく悪寒とともに39℃の発熱を生じ，同時に腰痛を訴えている．

磯部　後ろの人，まず挙げるべき疾患は何か，何から考えていきますか？
学生1　腎盂腎炎．
磯部　正解です．圧倒的に頻度が高いです．

▶図5-12

Common things are common：Don't look for zebra!
・「ひづめの音を聞けば，まずは馬であって，シマウマのような珍しい動物ではない」と考える
・医学部教育では，発病メカニズムが興味深い疾患や研究の対象となるものを重点的に教えている
・大学にはシマウマ的希少疾患があふれている
・病院経営の苦しい現代においては，ある程度故意に「シマウマ探し」をして検査を増やし，保険点数を上げている現実もある

　35歳の女性が高熱とともに腰痛を訴えていれば，腎盂腎炎から考えて，尿検査や血液検査をして診断をして，抗菌薬を出せば，良くなります．ヒューリスティックに思いつく診断ですね．同じ情報を君たちの上級生に出したことがあります．じっと考え込んで「白血病」と言った，とても優秀な学生がいるのです．私は愕然としましたが，君たちは笑えないと思います．
　理屈を聞きました．この症候からなぜ白血病に至るかという長い説明を聞いて，なるほどと思いましたが，頻度的には起きないのです．向こうのほうで，ひづめの音が聞こえました．普通は馬だと思います．だけど，優秀な学生は「いや，シマウマかもしれない」と言います．そういうのを「シマウマ探し」と言います．アメリカの医学教育用語です．
　まれな疾患ほど思い浮かべやすいのです．両足のしびれを訴えた60歳代の男性がCharcot-Marie-Tooth病かもしれないというのは，シマウマ探しです．僕は君たちに，心筋梗塞の授業を80分しかしていません．一方，神経内科の先生もCharcot-Marie-Tooth病を80分講義したのではないかと思います．君たちは，世の中に存在する頻度がどれくらい違うかを知っていますか？　僕は医師になってからCharcot-Marie-Tooth病を，外来では1回も見たことがありません．一方，心筋梗塞は毎日来ます．頻度がまったく違う疾患を，医学教育のなかでは同じウェイトで教えるのです．ですから，経験のない人たちは，あたかもCharcot-Marie-Tooth病と心筋梗塞が同じような頻度で起きてしまうと錯覚するのです．こういう発想をすると，診断の効率も悪いし，誤診につながります．臨床疫学を知っていなければ，プライマリ・ケアはできません．
　診断は論理的には，患者さんの病歴や身体所見など情報収集して，それに基づいていろいろな

アプローチをして鑑別診断を考え，その情報を確認するための作業として検査などを行います。非常に論理的なアプローチですが，人間はこういう形をとらずに，ヒューリスティックに，スキップしてものを考えています。私は優れたヒューリスティックな能力は有能な医師の条件ではないかと思っています。しかし，それが間違った判断に陥る要因になることも知っておく必要があります。

ヒューリスティックの落とし穴

磯部　情報が重なってたくさん入ってくると，過大評価してしまいます。家族が言ったネットから知った情報など，質の悪い情報を利用することも誤診につながります。

▶図5-13

> **ヒューリスティックで誤る要因**
> 1. 小さい母集団の例からの推論
> 2. 重なった情報の過大評価
> 3. 質の悪い情報の利用
> 4. 固着（anchoring）
> 5. 事前確率（有病率）の無視
>   ⇨ 頻度の高い疾患はよく遭遇するので思い出しやすい
>   ⇨ 医師が専門としている領域の疾患
>   ⇨ 失敗例など自分の記憶に印象深く残る疾患
>   ⇨ 自分で症例報告した疾患
>   ⇨ 最近経験した例
>   ⇨ 一度思いついた仮説（診断）から抜け出せない

　胸痛で来た人に心筋梗塞と大動脈解離の両方を疑った。すべての胸痛患者に大動脈解離の疑いですぐに造影CTを撮るわけにはいきません。本当に必要な人にするのです。まず心筋梗塞について，心電図・血液検査を行いエコーを撮りましたが，異常がありません。2時間様子を見て，心筋梗塞を否定するために心電図などをもう1回とってもやはり異常がない場合，最初に思い浮かべていた大動脈解離を忘れることがあります。よくあるパターンです。頭が心筋梗塞に固着してしまうのです。「アンカリング・ヒューリスティック」という，判断の誤りです。経験があればあるほど，起こしやすいヒューリスティックの診断の誤りは，日常茶飯事です。

　次の人，病歴を読んでください。

▶図5-14

> 症例：**手指振戦を訴える21歳，女性**
> 　　著患を知らない21歳の女性。手指がふるえることを主訴に来院。
> 　　両手を差し出してもらうと，細かい振戦がみられる。

磯部　何も既往症がない若い女性が来て，手を出してもらうと細かくふるえます。若い女性で細かく手がふるえたら，何から考えますか？
学生2　バセドー病（Graves病）ですか。
磯部　バセドー病を思い浮かべた人，悪くないですよ。バセドー病から思い浮かべるのが普通なので

す。医師はだいたいバセドー病から思い浮かべます。

▶図5-15

> 若い女性の振戦の最も多い原因は生理的振戦
> ・神経質，緊張，不安など

　でも，頻度順では違います。生理的振戦なのです。話をよく聞いて頻度順にものを考えれば，無駄に甲状腺機能検査をやる必要はないのです。バセドー病は非常にありふれています。よく知っていて，見たことがあって，教科書にも書いてあるし，試験にも出るし，実際にいます。だから，思い浮かべやすいのです。頻度順を無視したこういう想起の仕方を「代表性ヒューリスティック」と言います。ときとして誤りに陥ります。

▶図5-16

> 症例：意識消失で救急来院した69歳，男性
> 　これまで大きな疾患に罹患したことはない。10年ほど前から高血圧で処方を受けていた。本日，床屋で散髪中に突然意識を失い，救急車にて近くの救急病院に搬送された。救急車内で意識を回復するまで10分ほどであった。

　意識消失で救急来院した69歳の男性。僕の外来に高血圧でかかっている歯科医ですが，2カ月目に来たときに，こんなことがあったと話してくれました。ある日，床屋で散髪中に突然意識を失った。すぐに意識は戻ったが，救急病院へ行ったそうです。

▶図5-17

> 　救急外来では意識清明，バイタル・神経を含めて異常所見を認めなかった。心電図も正常であった。A医師は，意識障害と考え，脳血管障害と代謝異常を否定するために頭部CT，血液検査で血糖・電解質・腎機能を調べたが，いずれも異常なし。
> 　A医師はTIAの疑いとして，アスピリンを処方して帰宅させた。

　診た先生は，何も異常がなく心電図も正常だったので，CTを撮り血液検査をしたけれど，異常がない。何も症状が残っていないので，「TIAの疑い」と言ってアスピリンを処方して帰宅させたそうです。M君，どこに間違いがありますか？

学生3　脳血管障害に疾患の原因があると考えたこと。
磯部　なぜそうなったと思いますか？
学生3　意識障害ということから，脳梗塞あるいはTIAのような，よくある重篤な疾患に頭がいってしまったから。
磯部　Nさん，これはどういう症候ですか？
学生4　失神。
磯部　失神と意識障害は違いますか？
学生4　違う。
磯部　全然違う鑑別診断の山を引いてきてしまったのです。意識がなくなったことは，失神であるか意

識障害であるかによって，鑑別が全然違います．症候をとり誤って，違う引き出しを開けてしまったのです．さらに言えば，この先生は情報収集不足です．失神というキーワードを引いてきたとすれば，何を聞けばよかった？

学生4　？

磯部　失神で一番頻度が多いのは何ですか？

学生1　迷走神経反射．

磯部　そうです．そうすると，どういう病歴を聞けばいいのですか？

学生1　昔，長時間立っているときに同じことがあったか．

磯部　聞いてもいいけれど，答えは「いいえ」です．もっと直接的な質問はないですか？

学生5　床屋で失神したときの状況．

磯部　そうですね．どういう状況で失神しているか，この人は何も言っていません．床屋で散髪中ですので，長時間立っていてという話ではないです．床屋で何をしているときだったか，私から聞きました．そうすると，タオルを巻いて首をぐりぐりやっていたら，その瞬間意識がなくなったそうです．病歴で診断がつきます．CTを撮らなくてもいいし，血液をとる必要もないのです．だいたい，TIAではめったに失神しません．僕は病歴を聞いて，頸動脈のマッサージをしました．右側をマッサージすると洞停止12秒，心臓が止まりました．

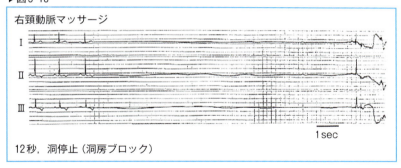

▶図5-18

12秒，洞停止（洞房ブロック）

　これは頸動脈洞症候群というタイプの神経調節性失神です．症候を正しく捉えて，適切な鑑別診断の山の中から，頻度・重大性・緊急性の観点からカードを引いてこなければいけません．

情報の感度と特異度

磯部　診断の情報で，感度・特異度というと，君たちは検査のことばかり思い浮かべますが，医学情報にはすべからく感度・特異度があるのです．

▶図5-19

感度と特異度
　感度　：陰性であるときに疾患を除外するのに役立つ
　　　　　sensitive information to rule out
　特異度：陽性のときに疾患を特定するのに役立つ
　　　　　specific information to rule in

触診をして、心臓が大きいとわかります。どれくらいの感度があるか。具体的には、心尖拍動の幅が3cmを超えている、2肋間にわたっている……この場合、90％の感度で心拡大があるとわかっています。さらに情報の質の問題があります。僕が触ったのと君たちが触ったのでは、もちろん感度・特異度が違います。

感度の高い情報は、陰性であるときに、ある特定の疾患を除外するのに役立ちます。体に炎症があるかどうかでCRPを測ったら、ゼロでした。この人には全身性の炎症はありません。ほぼ当たります。感度がほぼ100％だからです。しかし、活動性のある高安動脈炎で、CRPがゼロの人がしばしばいます。CRPが上がっていないからといって、炎症性疾患を完全に否定するのは誤りです。ほぼ当たっていますが、その確率を知らなければいけないのです。

特異度が高い検査は、陽性のときに、疾患を特定するのに役立ちます。胃のバイオプシーをしたら、胃癌細胞が出てきました。100％胃癌です。特異度100％です。

君たちは、数年前に新型インフルエンザが大流行して、大きな社会問題になったことを覚えているでしょう。あのとき、インフルエンザになった子は「絶対学校に来るな」と言われました。インフルエンザの簡易検査をほぼ全国的にやったのです。あまり一般に知られていませんが、この検査は感度60％なのです。40％は外れるのです。だけど、小学校や幼稚園、学校の先生、教育委員会から、「罹患した子は、治って学校に出てくるにあたって、インフルエンザの陰性証明書をもってこい」というお達しが出たのです。本当ですよ。どういう問題があると思いますか？

学生2　感度60％なので、陰性であるからといって、インフルエンザを除外できる確定要素はない。

磯部　そうですね。医師もときどき間違うのです。感度と特異度を頭に置いておかないと、否定できない疾患を否定してしまうことが、慣れない医師にはよくあります。特異度が低い検査の問題は、あとでお話ししましょう。

事前確率と事後確率

磯部　あらゆる検査・医学情報には感度・特異度があると言いました。しかし現実に、僕らは個別の患者を診ています。患者ごとに、ある特定の疾患をもつかどうかについて事前確率があり、検査を行ったあとには事後確率があります。両者は検査の感度・特異度と密接に関連して変動します。

▶図5-20

> **検査を行う前に考えること**
> ・すべての医学情報（病歴、身体所見、検査値）には事前確率と事後確率がある
> ・常に事前確率を踏まえて情報の評価をする
> ・事前確率に一般論はない
> ・個別の情報が重要

常に事前確率を踏まえて検査を読む、あるいは検査を計画しないと、無駄な努力や誤った判断をすることがあります。

胸痛の人が来ました。胸痛を主訴とする疾患の疫学的な頻度順を考えることも大事ですが、それを目の前の患者にそのまま適用することはできません。男女、年齢、国、文化、生活、もっている病歴など、患者1人1人みんな違った背景をもっています。個々の患者における事前確率は、みんな違うのです。眼前の患者の事前確率を頭の中で思い浮かべることが、医師の能力なのです。

▶図5-21

事前確率と事後確率

検査	疾患あり	疾患なし	合計
陽性	a	b	X+
陰性	c	d	X−
合計	Y+	Y−	

検査が陽性のとき疾患ありの
検査後確率（PPV）$= \dfrac{a}{X+}$
（PPV：positive predictive value）

検査が陰性のとき疾患なしの
検査後確率（NPV）$= \dfrac{d}{X-}$
（NPV：negative predictive value）

感度 $= \dfrac{a}{Y+}$　　特異度 $= \dfrac{d}{Y-}$

　これはよく引用される図です．ある疾患があります．疾患の有・無，検査の陽性・陰性があります．4つの象限の意味を君たちは知っていますね．

▶図5-22

70歳，男性，糖尿病，典型的な狭心痛

運動負荷心電図	虚血性心疾患あり	虚血性心疾患なし	合計
陽性	810	10	820
陰性	90	90	180
合計	900	100	

$PPV = \dfrac{810}{820} = 99\%$

$NPV = \dfrac{90}{180} = 50\%$

感度 $= \dfrac{810}{900} = 90\%$　　特異度 $= \dfrac{90}{100} = 90\%$

事前確率が高い場合は，検査は事後確率に大きな影響を与えない

　僕らの身近な例で言うと，虚血性心疾患を診断するときに，運動負荷試験をします．検査結果は陽性・陰性のどちらかです．その人は虚血性心疾患を本当にもっているのか，もっていないのかの，どちらかなのです．運動負荷心電図で虚血性心疾患を診断できる感度・特異度は，感度が86％，特異度が77％です．これは事前確率に影響されません．検査としての特性だからです．逆に言えば，虚血性心疾患をもっていても，14％は陰性なのです．虚血性心疾患がない人でも，23％は陽性なのです．そういうのを偽陰性・偽陽性といいます．

　事前確率は，個別に患者のアセスメントをするわけです．図5-22を見てください．70歳の男性で糖尿病，典型的な狭心痛を訴えています．こういう人は，虚血性心疾患をもっている事前確率が非常に高いと思います．仮に90％の有病率として，あり・なしに900・100と書いています．運動負荷検査の確率の感度・特異度が90％と仮定しましょう．この人に運動負荷試験をしました．事後確率はどうなるか．検査で陽性だった場合は，90％が99％になります．でも陰性だったら，50％にしか下がらないのです．

　次の人，検査の意味はどこにあると思いますか？　70歳のこの人に運動負荷試験をやる，診断上の意義は何でしょう？

学生3　あまりない．

磯部　そうですね．わかりますか？　意味がないのです．「陰性だったから，あなたは虚血性心疾患はない」と言うと，50％ミスするわけです．だから，やる価値は少ないのです．事前確率が低い場合も，同じことです．実は臨床の現場で，君たちはそういう検査をいっぱいやるのです．患者ごと

に情報を収集して，自分の頭の中でその人，その病態についての事前確率を考えなくてはいけません。

▶図5-23

臨床検査を選択する際の判断要素
・検査の特性：感度，特異度　　・診断の緊急性・重大性 ・検査の侵襲性と安全性　　　　・検査の施行可能性 ・検査の経済性

　検査をするのが怖くなってきましたか？ 検査を選択する場合の判断要素です。
　それじゃ，検査をたくさんやったほうが診断に近づきますか？ 次の人，答えは？

学生5　ノーです。
磯部　理由は。
学生5　先ほどと同じで，誤診を増やすから。

▶図5-24

検査は多く行ったほうが診断に近づくか
・偽陽性の害 ・追加の検査は，より侵襲的，より高額 ・「検査を重ねるほど診断に近づく」は幻想 ・検査をする前に，陽性に出る場合，陰性に出る場合，それぞれどう対応するかを考えて検査を行う ・検査は事前確率を考えて行う ・意味のない検査はしないという自信をもつ

磯部　そうですね。だいたいは見逃しに対する不安心理です。「とにかく検査をしておけば安全だろう」といって検査するのです。なるべく多くの疾患を否定しておいたほうが安心だ。情報が多ければ多いほどいい……しかし，鑑別診断の対立診断がいくつも挙がってきます。検査をたくさんやればやるほど，鑑別診断の数は増えます。
　理由はわかるね？ 検査をすれば，必ず偽陽性の問題があるのです。鑑別診断を消そうと思って検査をすると，泥沼に陥って数が増えていきます。理論的にも，実際にもそうなのです。意味のない検査をしない自信をもつ，あるいは理論をちゃんと知ってロジカルに判断しないと，よくわからないから，見逃しが不安だから検査することになります。次にはより侵襲的で，より高額の検査を行わざるを得なくなります。

Red flag sign

磯部　頭痛，腹痛，腰痛，発熱など，コモンにある症状のほとんどは重大な原因が背景にはありませんが，なかにはその場で見逃せない疾患があります。

▶図5-25

> **Red flag signとは**
>
> 日常みられる症状を呈する疾患は，コモンかつ自然軽快するものが多いが，ときには生命に関わる重篤な疾患のことがある。それを示唆する症状や所見を"red flag sign"と呼ぶ。

　そのヒントとなる徴候を言いますね。たくさんあります。red flag signのリストは，本にも書いてあります。卑近な例で言うと……心房細動の人が急性の腹痛を訴えました。脳梗塞ならすぐに思いつくのですが，腹痛の場合はコモンにある症状なので，すぐに思いつかないことがあります。答えは，急性上腸間膜動脈塞栓症です。腹痛の症候において，脈の不整の存在はred flag signなのです。塞栓症の治療にはゴールデンタイムがあるので，見逃してはいけない疾患なのです。

▶図5-26

> **Red flag signの例**
>
> ・胸痛のred flag sign
> 　→ 労作性，突然発症，呼吸困難を伴う，血痰，体重減少，下腿浮腫
> ・動悸のred flag sign
> 　→ 胸痛，めまい，失神，息切れ，低血圧，局所的神経学的異常
> ・息切れのred flag sign
> 　→ 突然発症，吸気性または呼気性息切れ，喘鳴，胸痛，意識障害，発熱

▶図5-27

> **Pertinent positive/pertinent negativeとは**
>
> ・病歴情報や身体所見から特定の疾患や病態に関連する陽性の所見（pertinent positive），陰性の所見（pertinent negative）
> ・特定の疾患・病態のrule in, rule outを念頭に情報を収集，整理するための指標

　病歴などの情報から引き出すべき，特定の疾患に関連する陽性所見，陰性所見です。考えて行う診断推論に重要なステップであり，これらの所見を病歴としてまとめることで患者の問題点が明らかとなり，鑑別診断の幅が狭まり，プレゼンテーションでは，発表者がどんな鑑別を考えているのかが伝わります。腹痛の女性が「妊娠している可能性はない」と言ったら，子宮外妊娠を否定していいのです。pertinent negativeです。「3日前から持続する吸気時の胸痛」という表現をすれば，胸膜炎を疑うpertinent positiveの病歴となります。

医師・医学の価値観とは

磯部　これは今日の最後のメッセージです。

▶図 5-28

```
医師として考えるべきこと

真理の追究
・原因の究明，正しい診断，病態の理解
・病態に即した治療
    身体機能を「正常化」する
    検査値を「正常化」する
         ⇩
患者のアウトカムを改善する
    最小の害で最善のアウトカム
```

　医学で重要なことは真理を探求することです。具体的には，正しい診断をつける，原因を見つける，病態を理解する。それに伴って出てくる行動は，身体機能を正常化する，検査値を正常化する。したがって，狭い血管を広げよう，心房細動より洞調律のほうがいいに決まっていると思って僕らは治療していますが，医療として常に正しいでしょうか？ 冠動脈インターベンションをしても薬物治療と比べて長期的な生命予後は改善しないことがわかっています。心房細動と洞調律でも，抗凝固療法をすれば，予後に大きな違いがないことはわかっているのです。

　パラダイムシフトが起きています。医師の常識は社会の非常識です。症状のない人を治療するときはよく考えてください。目標は真理を追究し，身体機能や検査値を正常化することではなくて，患者のアウトカムを改善することです。さらに突き詰めて言えば，患者に満足してもらうこと，患者に幸福になってもらうことです。そう思いませんか？

[2016年6月／6年生　包括統合講義]

6 ケース：失神

磯部　患者さんで「私は心筋梗塞になりました」と言って来る人はいません。「胸が痛い」「息が苦しい」「動悸がする」と言って来ます。それがどういう疾患なのか？　試験では疾患を当てることが目的かもしれませんが，臨床は違います。個別の患者の問題が何であるかを把握する。その過程で問題を解決する方法を考える。そうして出てきたアウトカムが鑑別診断であり，治療戦略です。

　君たちが今までやってきた系統講義での疾患に関する知識というのは，医学です。医学と医療はどこが違うと思いますか？　系統的な知識というのは医学ですが，一方，医学を背景に目の前にいる患者さんを診療するのが医療です。我々は医学に基づいて診療しなければいけません。医学という学問からは一歩も出てはいけません。そのときに大事な視点は，目の前にいる患者さんは1人1人みんな違うということです。

　心筋梗塞という病名がついていても，45歳で心筋梗塞になった人と，88歳で心筋梗塞になった人ではおのずと違うのです。単に年齢が違うだけではなく，あらゆる問題が違います。45歳で心筋梗塞になった人には45年間の人生があり，88歳の患者はそれなりの人生をもって生きています。その先の人生もさまざまで，診療方針を左右します。人生というのは単にメディカルレコード・病歴・既往歴・社会歴などで表せるものではなく，人間の心や文化も含みます。あらゆることを勘案して，君たちがもっている医学的知識を，目の前にいる患者さんに総合的な判断のもとにアプライしていくのが医療です。医学は一般論であり，医療は個別論です。両方とも大事なのです。「医はアート」と言われるゆえんです。どのように対応するか，そういうことをこれから君たちは勉強していかなければいけません。その最初のステップが，このケーススタディだと思ってください。

　ほかのブロック授業ではPBLがあると思いますが，僕はPBLをやりません。ただ，PBLの考え方はいいのです。PBLは問題解決型でしょう。でも，君たちの問題解決能力は極めて優れています。大事なことは，自分で問題を設定できるかどうかです。また，僕はハーバード大学で，ハーバードのPBLを学んできましたが，授業形態そのものが東京医科歯科大学の学生に合わないと思っています。この授業はPBLに相当するものです。学んできた医学知識を，目の前にいる個別の患者さんにアプライするためのロジックを勉強しましょう。

患者の訴え

磯部　今日の患者さんは，「先生，意識を失いました」と言って来た若い女性です。意識を失った人というのは，救急車で運ばれた人であっても，救急外来で意識を失っている人はいません。その状態が持続している場合は失神とは言わず，意識障害と言います。ですから，失神を訴える人は，みんなけろっとして普通に外来に来るのです。

　今日は考えることが大事なので，皆さんにいろいろ聞くこともあるかもしれませんが，プリントの後ろを見ると考える力が失われますから，私が「先に行きましょう」と言ったら次のページを見てください。では，病歴から始めましょう。読んでください。

▶図6-1

症　例：24歳，女性，金融会社OL．
患者の訴え：3年前，動悸にて近医を受診，不整脈を指摘されたことがある．本年3月，朝の出勤時にホームで急に意識を失い，周囲の人に横にさせてもらい回復した．5月，仕事を終えて後片付けをしていたところ意識消失に至り，同僚に横にさせてもらい回復．6月にも同様の発作があり，救急車にて救急病院に搬送された．その後，会社も休みがちになっていた．9月に退職し，帰郷．10月23日，精査加療目的にて入院となった．なお現在は，食欲・便通・睡眠は良好で，月経も順調．体重の変化もない．
既往歴：喫煙なし，機会飲酒．
家族歴：両親が高血圧である．

　君たちが試験問題や病棟で見る病歴というのは，完成された病歴です．情報がすべてそろっています．君たちがクリニカルクラークシップに来て病棟で診る患者さんの病歴も，完璧なのです．患者さんは余分なことは言いませんし，大事なことはみんな言うことになっています．病棟に入っている患者さんはそもそも，外来ですでに問題がわかっています．また，問題解決の仕方もわかっています．問題を解決するために入院してくるのです．これに対して，プライマリ・ケアは，患者さんの訴えからどういう問題があるかを考えるプロセスが大事です．

　ここで示したこの患者さんの「現病歴」は，間接質問に患者さんが答えた本人の訴えだけです．君たちは直接質問で，さらに医学的に必要な情報を聞き出さなければいけません．何が必要でしょうか？　患者さんの訴えから問題を設定するのです．

　では聞きますが，この人はホームで何をしていましたか？

学生1　ホームで立って電車を待っていた．

磯部　どうしてですか？　そう書いてありますか？

学生1　書いてありません．

磯部　なぜ聞かないのですか？　ほかに何が大事ですか？　仮にこの人はホームに立って電車を待っていたとして，どういう状況だったと思いますか？

学生1　どういう状況というのは？

磯部　意識を失ったということ以外，何も書いていないでしょう？

学生1　どのくらい意識を失っていたか．

磯部　そうですよね．それから？　この人は意識を失う前に何かがあったと思いますか？　突然倒れたのでしょうか？

学生1　わかりません．

磯部　わからなければ，なぜ聞かないのですか？　ほかには？

学生2　仕事の後片付けのときに倒れたということで，仕事がどれだけ大変だったのか？

磯部　どういう仕事をしていたのか．疑問に思うでしょう．この人はホームで倒れた後，どうしましたか？

学生2　わからないです．

磯部　わからないことを推測してはいけないのです．君たちの文化で患者さんの生活を推し量ってはいけません．「こうであろう」というのは，君たちの文化・ライフスタイル・生活・身体状態であって，患者さんはみんな違います．それを確認しなければいけません．では，どういうことが必要か，何を聞かなければいけないか，担当学生のA君が教えてくれます．

病歴聴取のポイント

学生A　患者さんが病院に来る頃にはすでに意識が回復していて，医師は失神が起こる状況を見ることができません．こちらから聞くべきポイントとして，失神に関しては5つが挙げられます．

▶図6-2

> **失神で確認すべきポイント**
> 1. 発作直前の状況
> 2. 発作前の症状
> 3. 発作について
> 4. 発作後の症状
> 5. 患者の背景

　まず，発作直前の状況です．先ほどもありましたが，例えば，立っていたのか，座っていたのか．運動していたのか，排尿や咳をした直後だったのか．周りの環境も聞く必要があります．
　2つ目に大事なのは，発作前にどのような症状があったかです．例えば，気持ちが悪くなった，冷や汗をかいた，胸の痛みがあった，そういったことがあったら確認するようにします．
　3つ目は，発作についてです．発作が起きている最中のことですが，これは本人にはわからない場合が多いので，周りの人から話を聞いたりします．外傷を診ることで，どういう発作の起き方だったのかを確認することもできるようです．
　4つ目は，発作後の症状です．発作が治まった後，どういう症状が残っていたかを聞きます．
　最後に，患者さんの背景です．既往歴や，どのような薬を飲んでいたか．例えば，抗精神病薬や降圧薬などを飲んでいる場合は，それを聞く必要があります．

磯部　君たちは勝手にホームの状況を想像したでしょう？　ホームに立って待っていたと思った人はどれぐらいいますか？　患者さんは，そんなことは何も言っていません．それがとても大事なのです．そういうことを常に考えていないと，故意ではなくても，患者さんは嘘をつきます．大事なことを教えてくれません．今の点について順を追って確認することで，患者さんの問題点を捉えることが第一歩です．

▶図6-3

> **めまい・失神で確認すべき病歴**
>
> ・発作直前の状況：姿位（臥位／座位／立位）
> ・行動：運動の最中・直後，排尿・排便，咳，嚥下後
> ・環境：混雑した場所，恐怖，強度の疼痛，飲酒
> ・発作前の症状：嘔気，嘔吐，腹部不快，便意，寒気，冷汗，胸痛，動悸，呼吸困難
> ・発作について：外傷の有無，痙攣，目撃者からの情報
> ・発作後の症状：嘔気，嘔吐，発汗，寒気，筋肉痛，皮膚の色，外傷，胸痛，失禁

　発作直前の状況，症状……立っていたのか，座っていたのか．立っていたとしたら，どういう状況で立っていたのか．この患者さんは，君たちが想像したとおり，電車のホームで何分か立って待っていたのです．外のホームです．それから，朝は軽くしか食べずに家を出たそうです．発作直前にこの人は気持ちが悪くてムカムカしてきて，目の前が暗くなってきたそうです．

発作について……発作中に痙攣していた，あるいは泡を吹いていたという話になれば，問題点は全然違ってきます．この人はぐたっと倒れたのです．「外傷の有無」とありますが，人間は頭が重いので，意識が突然なくなるとたいていは頭から倒れます．

　発作後の症状……尿や便を失禁する人がいますが，これには意味があります．この人は発作を起こした後，救急車で運ばれたのか，麻痺などの後遺症が残ったのか，手足が動かなかったのか，意識は朦朧としたのか，記憶が飛んでいるのか，そういったことを聞かなければいけません．この人はけろっとして立ち上がって，何事もなく通勤したのです．このような状況をつぶさに聞くことで，だいたいの診断がつきます．

▶図6-4

失神患者で確認すべき背景
・家族歴：突然死，心疾患，失神
・既往歴：心疾患，神経疾患，代謝性疾患（糖尿病）
　　　　　内服薬（降圧薬，抗狭心症薬，抗うつ薬，抗不整脈薬，利尿薬）
　　　　　失神の既往（初発の時期，回数，頻度）

　次に，患者の背景……これも失神あるいは意識障害に関連した大事な情報です．「何か薬を飲んでいますか？」と聞いても，患者さんが申告する薬と申告しない薬があります．熊本地震ではエコノミークラス症候群の患者さんが出ましたが，そのなかには経口避妊薬を飲んでいる人もいたのです．そうすると，それがリスク因子になります．避妊薬を飲んでいても，言わない人もいます．薬だと認識していない人もいます．しかし，それは診療のうえではとても大事なことです．このように，聞かないと教えてくれない薬があります．精神科の薬を隠す患者さんもいますが，うつ病の薬は失神とおおいに関係します．医師が明らかにしなければいけません．

　この人に具体的に聞くことは，まずは発作を起こす以前の症状として，「不整脈を指摘されたことがある」と書いてありましたが，それに関して診断や治療はなされていたのか．先行する感染がなかったか，熱が出ていなかったか……発熱して失神する人がいます．それから，頭部外傷の既往があるか……頭を打っててんかんになったということもあります．交通事故に遭わなかったか．そして，薬歴・家族歴はどうか．家族に失神を繰り返す人がいないか，あるいはぽっくり逝ってしまった人がいないか……Brugada症候群や特発性心室細動といった疾患を念頭に置いて，患者さんにこちらからアプローチしなければいけないのです．

　この人はホームで待っているときに，ムカムカと気持ち悪くなり，冷や汗が出てきたそうです．我慢していたところ，突然倒れた．2回目に職場で倒れたときは，どのような状況だったのか．仕事は何をしていたのか……この人は立ち仕事をしていたのです．しばらく何かをしていたら，急に意識を失ったということで，ホームに立っていたときと似たような状況でした．救急車が来たときには，すでに普通だったとのことです．

　発作中の症状は，先ほど言ったとおりです．周囲で見ていた人がいれば，情報が本人に伝わっているかもしれません．発作中に痙攣・硬直・チアノーゼなどがあったか．それから，発作後に症状が残ったかどうか．こういったことは，つぶさに聞かないとわかりません．

　まだ聞きたいことはありますか？　僕は何か隠しているかもしれませんよ．患者さんが，大事なことをまだ言っていないかもしれません．これを聞くと診断に近づくという情報をpertinent positiveと言いますね．

身体診察と検査所見

磯部　では，患者さんを診察しましょう．診察と所見のまとめをしてくれますか．

▶図6-5

> 現　症
> 身長157cm，体重56.5kg，脈拍80/分，血圧94/60mmHg，呼吸数20回/分
> 眼　：貧血（－），黄疸（－）
> 頸部：甲状腺触知せず
> 胸部：呼吸音：正常
> 心音：Ⅰ音・Ⅱ音（正常），Ⅲ音・Ⅳ音（－），心雑音（－）
> 腹部：正常
> 神経系：正常

　　　脈拍80回というのは正常ですか？
学生2　はい．
磯部　血圧の94/60というのは正常ですか？
学生2　普通です．
磯部　正常ですね．呼吸数20というのは？　正常です．診察所見は大事なのですが，失神では何かが見つかることは，普通はありません．病歴を追加すると，この患者さんは実は何度も失神を繰り返していて，すでに3カ所ぐらい別の病院に行っていました．どこの病院に行っても同じような検査をして，「わかりません．心配いりません」で終わっています．

▶図6-6

> 検査所見
> ・血算：WBC 6,260，RBC 493，HGB 13.1，HCT 40.2，PLT 23.0
> ・生化学・血清：TP 7.1，ALB 4.4，BUN 14，Cr 0.5，T-Chol 249，HDL-C 44，TG 132，T-Bil 0.6，ALP 196，LDH 154，GOT 15，GPT 21，ChE 179，CK 60，NA 142，K 3.9，CL 106，CA 9.7，P 4.3，Fe 126，Glu 82，CRP 0.05
> ・内分泌：BNP 10.8

　　　失神の鑑別についてはあとでやりますが，循環器内科で初診時にルーチンに行う検査があります．血算，生化学，尿検査，心電図，胸部X線写真です．まず，血液ですね．何か異常はありますか？
学生3　特にありません．
磯部　T-Chol（総コレステロール）249というのは高いですか，低いですか？
学生3　高いです．
磯部　正常値は220ぐらいまででしょう．鑑別として問題点を挙げなければいけませんね．家族性の高脂血症や食事の問題あるいは肥満・糖尿病といった疾患をもっていてコレステロールが高い場合は問題ですが，善玉のHDL-Cが44と正常ですし，失神の原因とは直接関係ないだろうということで，あとに置いておくのが普通の対応です．
　　　ということで，血液検査では異常がないことがわかりました．血液検査も失神の診断にはあまり役に立ちません．今日は出しませんが，心電図や胸部X線にも特別な異常はありませんでした．

失神をきたす疾患

磯部 それでは，失神という症候についてBさんから発表してもらいましょう。

学生B まず，失神とは何かという話ですが，突然一過性（数秒～数分）の意識消失を起こし，その状態がすぐに完全に元に戻ることを言います。これは意識障害とは違っていて，意識障害では意識消失が長く続いたり，認知機能や身体機能の低下が起こったりします。したがって，失神と意識障害は分けて考えます。次の表は，失神の原因別頻度です。

▶図6-7

失神の原因による分類

原因	頻度（％）
起立性低血圧による失神	8
心原性失神	
不整脈	14
器質的心疾患	4
神経原性失神	
脳卒中・TIA	4
てんかん	5
神経調節性失神	
血管迷走神経反射	18
状況性（排尿，咳）	5
頸動脈症候群	1
薬物性	3
不明（パニック，不安）	34

一過性に意識消失を起こす原因はさまざまですが，大きくは神経調節性失神，心原性失神，脳性・神経原性失神，起立性低血圧，薬物性失神，原因不明に分けられます。神経調節性失神（NMS）のなかには，頻度が18％と一番高い血管迷走神経性失神が含まれています。そのほかには，状況性失神といって，排尿や咳・排便をした後に意識を失ってしまうことがあります。

心原性失神は，不整脈によるものと器質的心疾患によるものに分けられます。不整脈によるものは頻度が14％と，他のものに比べて割合が高くなっています。Adams-Stokes症候群とは，不整脈によって脳への血流が減少することで，めまいや失神，痙攣などが起きてしまう病態を指します。また，起立性低血圧も8％と割合が高くなっています。薬物によるパニックや不安によって，失神が引き起こされることもあります。

頻度が随分違うということがわかったと思います。頻度はその人が属する年代などによっても異なるので，一概には言えません。

頻度に加えて，臨床的重要度も異なります。図6-8は縦軸に頻度，横軸に臨床的重要度をとって，どの原因による失神がどこに位置するかを示しています。血管迷走神経性失神や起立性低血圧による失神は，頻度が高い割に臨床的重要度がそれほど大きくはありません。一方，てんかんや器質性脳疾患，心臓血管性の疾患など脳や心臓に異常がある場合には，臨床的重要度は高くなります。

▶図6-8

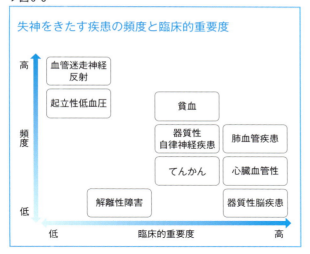

臨床的重要度が異なるのは，失神の原因によって予後が異なってくるからです．1971〜1998年にアメリカのFraminghamで行われたコホート研究では，失神の原因と予後を追っています．失神を経験していない住民の10年後の生存率は約70%で，血管迷走神経性失神経験者もほぼ同じです．予後に影響をほとんど与えないことがわかります．一方，神経原性失神経験者の10年後の生存率は45%程度，心原性失神では40%と，生存率が大きく下がっていて，予後に影響を与えることがわかると思います．

磯部　とてもわかりやすい説明でした．要するに，心原性失神と神経原性失神は命に関わるということです．ですから，徹底的に調べて，治療できるものは治療しなければいけません．一方，血管迷走神経性失神は，生命予後に関しては一般と変わらないのです．

　　　何か質問はありますか？　とてもよく調べてくれました．

■ 失神の病態

磯部　原因別に失神の病態を見てみましょう．こういった知識をもって患者さんの問題点を設定し，それを解決することを考えるわけです．頻度的に多い疾患として，まず起立性低血圧があります．

▶図6-9

起立性低血圧による失神

起立により静脈還流量が減少する．これにより心拍出量は減少し血圧も低下．
すると，脳血流量が低下して失神が起こる．
正常であれば……圧受容器反射により血圧を維持．
圧受容器反射系のいずれかの部分に異常をきたすと，起立時に高度の血圧低下をきたす．
　　　→ なんらかの疾患・薬剤性・脱水などによる

　脱水，疲労，寝不足，空腹などを背景として，なにかの拍子に，立った瞬間にふわっとくるということは，おそらくみんな経験しています．一過性に血圧が下がるのですが，普通は失神までいきません．けれども，神経疾患に伴って病的な起立性低血圧をきたす老人がいます．あなたどっ

てはいけません。

▶図6-10

> **心原性失神**
> 心臓のポンプ・リズム機能の異常により脳血流低下
> ・**不整脈**：リズム機能の異常
> 　　洞結節機能不全・房室ブロックによる徐脈性不整脈，徐脈頻脈症候群や心室頻拍など
> ・**器質的心疾患**：ポンプ機能の異常
> 　　心臓弁膜症，心筋虚血，肥大型や他の心筋症などにより心拍出量が低下
> 　　　　心原性失神は予後が悪い ⇨ 見逃してはいけない

　心原性失神です。心臓が原因のものは臨床的に大事です。死ぬからです。心原性失神には2つあります。1つは不整脈，もう1つは器質的心疾患といって，心筋梗塞や心臓弁膜症などです。
　失神をきたす弁膜症で代表的な，有名な疾患は何ですか？

学生4　AS（大動脈弁狭窄症）ですか？

磯部　そう，ASです。ASは失神を起こします。これを見逃したら困ります。ですから，この患者の場合も，ASがないかどうかを頭に置かなければいけません。若い人でASは珍しいのです。例えば閉塞性肥大型心筋症もASと同様に失神をきたす代表的な疾患ですが，頻度はもっと低いです。このように，常に頻度順と重要度を頭に置いて診療しなければいけません。
　こう言うと，「失神を起こす疾患の頻度順を教えてください」と言われるのですが，目の前の患者における事前確率を示すようなものは存在しません。なぜかというと，患者さんは1人1人違うからです。24歳の女性の失神と90歳の心筋梗塞のある人の失神では，原因に関する事前確率が全然違います。とにかく，心原性失神は予後が悪いので，見逃してはいけません。徹底的に追究する必要があります。
　心原性失神を考えるうえで大事なのは，まずはやはり心電図とX線写真です。しかし，この患者の心電図は正常でした。また，X線写真も普通でした。

▶図6-11

> **神経原性失神**
> ・**一過性脳虚血発作（TIA）**
> 　　椎骨脳底動脈に一時的に血栓が詰まり，短期間のうちに自然に溶けて血流が再開する病気。意識障害のほかにも，片目が見えなくなる，手足の麻痺などの多彩な症状が出る。
> ・**てんかん性失神**
> 　　脳内の神経細胞の異常な電気的興奮により，発作的に意識障害が起こる。全身の痙攣がみられる。意識消失を伴わない場合もある。

　神経原性失神も同様に，見逃してはいけないものです。てんかん，脳の器質的な異常，あるいは血管の異常がある場合があるからです。神経原性失神で一番多いのは，てんかんです。
　このような知識をもとに，患者さんを診ていくことになります。

■ 鑑別のための検査計画

磯部 失神に関する知識を得たところで，この患者さんの鑑別にいきましょう。失神の鑑別診断に基づいてやるとしても，検査法がたくさん書いてあります。例えば，てんかんにはPETや自律神経機能検査など，とにかくいろいろな検査があります。それをすべてやるわけではありません。

　検査を選ぶ基準があって，1つは感度・特異度です。結果が出たときに，どのような解釈ができるか。甲状腺機能亢進症を検査するには，TSHを見れば100％わかります。それは感度が高いからです。全身炎症の有無を見るときは，CRPが陰性であれば，ないとわかります。胃癌の有無は，胃の組織を採ってきて顕微鏡で見て，癌があればわかります。特異度は100％です。

　次に，侵襲性です。侵襲性が高い，危ない検査は後回しという原則はありません。急性心筋梗塞の人がERに来たら，直ちに侵襲性の高い冠動脈造影という検査をしなければいけないのです。

　検査の経済性も考えなければいけません。

▶図6-12

> 起立性低血圧の検査
> ・Schellong test ⇨ 異常なし

　この症例では，まず起立性低血圧から個別検査をしていきます。これは簡単で，立ってもらえばいいのです。Schellong testといって，プロトコルがあります。寝てもらって，立って，5分ごとに血圧を測るのです。病棟の研修医はやらされますよね。僕も外来で普通にSchellong testをしますから，この場合もやりました。結果は陰性でした。

　次に，一番予後に関係する心原性失神をrule outしなければいけません。患者さんが不整脈を訴えて外来に来ても，たいていその場では不整脈は検出できません。君たちは不整脈の心電図ばかり見ていますが，外来に来たときは正常な心電図の人がほとんどです。それを，病歴と必要な検査を行うことでrule out，rule inしていくのです。その過程が医師の能力です。

▶図6-13

> 心疾患に関する検査
> ・不整脈 → 心電図，Holter心電図
> 　　　　　⇨ 異常なし（心室期外収縮2個／日のみ）
> ・器質的心疾患 → 心エコー
> 　　　　　⇨ 異常なし

　今回，24歳の女性がこの症候で，不整脈疾患である可能性がないとは言えないので，やはり検査をします。何をするかというと，24時間心電図（Holter心電図）で，普通はここまでです。なんらかの危険な不整脈が見つかれば，電気生理学的検査をすることになります。器質的心疾患をrule outする最も効率の良い検査は，心エコーですね。

　これらは全部，異常ありませんでした。

▶図6-14

> | てんかんに関する検査 | 脳虚血（脳塞栓，TIA）に関する検査 |
> |---|---|
> | ・脳波 ⇨ 異常なし | ・MRI ⇨ 異常なし |

次に，てんかん発作の検査です．神経原性失神をどうやって診断するか？　話をよく聞く．普通はまずMRIを撮る．脳波の感度は高くないと思いますが，脳波が正常であると，てんかんはないのではないかと推測するわけです．この女性の結果は，棘波（spike）はなく正常脳波だったということで，症候もてんかんらしくありませんので，まず否定的と考えます．

脳虚血発作の可能性を見てみます．24歳の女性が脳虚血発作を起こすか．事前確率は高いですか，低いですか？

学生5　低いと思います．

磯部　極めて低いですね．しかし，珍しいことは起きるのです．この人はもやもや病かもしれませんし，先天性の脳動静脈奇形をもっているかもしれません．どのぐらいの頻度であるかという事前確率を考えて，検査を選びます．あとは侵襲性の問題です．脳のCTもMRIも，侵襲性はほぼゼロですし，異常所見がなければ脳の器質的異常は「ない」と言ってあげられます．

これらの検査から，予後に関わる疾患はどうもなさそうだとわかりました．これが大事なのです．常に理詰めでロジカルに診断していかなければなりません．

神経調節性失神とは

磯部　では，この人の失神の原因は何なのでしょうか？　先ほどの鑑別で言うと，何の疾患が残っていますか？　迷走神経性失神（神経調節性失神）です．これはどういう疾患ですか？　C君のお話をよく聞いてください．

学生C　ということで，神経調節性失神（neurally-mediated syncope：NMS）について説明します．まず病態と症候の特徴です．

▶図6-15

症候の特徴	病　態
1. ストレス，環境要因により発症 2. 持続時間は比較的短い（1分以内） 3. 後遺症残さず，予後良好 4. 前兆で冷や汗，頭痛，嘔気，眼前暗黒感など	1. 立位で静脈還流量が減少，心拍出量低下 2. 代償性に心収縮力，心拍数上昇 3. 心臓が過動状態に 4. 左心室の機械受容器のシグナルが孤束核へ 5. 血管運動中枢抑制・迷走神経心臓抑制中枢興奮 6. 血管拡張と心拍数減少 → 失神

立位姿勢のもとで，静脈還流低下，心拍出量低下，交感神経の緊張が起こると，C線維から孤束核を通ってシグナルが迷走神経に入力され，迷走神経が緊張して失神します．症状としては，悪心（気持ちが悪い），冷や汗，顔面蒼白などがあります．

診断には，症状から推測してHead-up-tilt検査を行います．

Head-up-tilt検査では，まず，傾斜台を60〜80°に傾けた状態で20分程度放置し，陽性判定基準に照らしてなにかしらの結果が出なければ，今度はβ受容体のアゴニストであるイソプロテレノールを入れます．それによって交感神経が緊張し，NMSが起こりやすい状態になります．ニトログリセリンを使う場合もあります．

磯部　イソプロテレノールは交感神経を緊張させるところに働く薬です．交感神経のメディエーターです．では，ニトログリセリンはどこに働きますか？

学生1　血管拡張．

▶図6-16

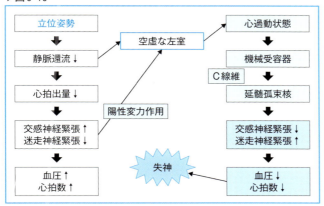

▶図6-17

Head-up-tilt検査の陽性判定基準
・平均血圧が20mmHg以上低下
・収縮期血圧＜80mmHg
・心拍数＜40/分
・失神，または失神の前駆症状（悪心，冷や汗）

磯部　そうです。血管を開くので，静脈還流が減ります。立っただけで倒れる人がいるのですが，陽性結果が出ない場合は誘発するのです。誘発するために，交感神経の緊張あるいは静脈還流の低下に作用させるわけです。脱水が誘因になる理屈もわかりますね。ニトログリセリンと同じだね。

▶図6-18

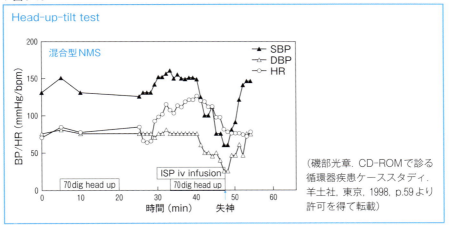

（磯部光章. CD-ROMで診る循環器疾患ケーススタディ. 羊土社, 東京, 1998, p.59より許可を得て転載）

　この患者さんのHead-up-tilt testの結果です。横軸が時間（分），縦軸が血圧と心拍数です。▲が収縮期血圧（SBP），△が拡張期血圧（DBP），○が心拍数（HR）です。5分後あたりから70°で立ってもらっています。しかし，20分後まで続けても何も起きないので，30分後の時点にイソプロテレノールを点滴して誘発しています。すると，収縮期血圧と心拍数が上がっています。陽性変力作用と陽性変時作用です。収縮期血圧と心拍数が上がって，33分後に再び70°の傾斜にすると，10分ももたずに突然，収縮期血圧が50mmHgまで落ちています。心拍数も120/分ぐら

いから70/分ぐらいまで落ちました。このとき、「先生、いつもの発作が来ました」と言った瞬間に失神したのです。ベッドを戻すと、血圧も心拍数も元に戻っています。

基準で言うと収縮期血圧・心拍数とも陽性の数値を満たしますし、臨床的に失神をしたということで陽性。混合型のNMSと診断されました。一般的には、生活指導以外に治療はしません。ただ、この人は失神が原因で仕事を辞めているので、会社に戻してあげたい。治療したほうがいい、予防をする。予防法はいろいろあります。

■ 予防法

学生C　治療と予防はスライドのとおりです。

▶図6-19

```
失神発作中の治療
 ・アトロピン……抗コリン作用により迷走神経を抑制、心拍数が増加
薬物予防
 ・β遮断薬……弱心作用により静脈還流量の減少の予防、心拍数低下の抑制
 ・ジソピラミド……抗コリン作用による徐脈と血圧低下の予防
 ・α刺激薬……血管収縮作用により静脈還流量の減少の予防
非薬物予防
 ・失神回避方法（自主的な静脈還流量の増大）
    前兆を自覚した際に、しゃがみこむ、立ったまま足を動かす、足を交差して組む
 ・起立調節訓練法
    1日1回30分間壁面で立位訓練
 ・ペースメーカー治療
```

基本的には予防のほうがメインです。予防では、まずはβ遮断薬があります。陰性変力作用があるので、交感神経の過緊張を予防します。

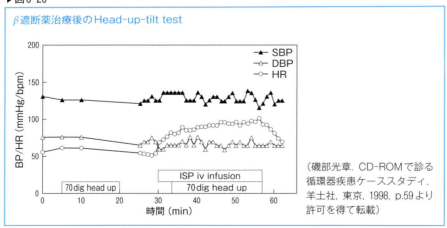

▶図6-20　β遮断薬治療後のHead-up-tilt test

（磯部光章．CD-ROMで診る循環器疾患ケーススタディ．羊土社，東京，1998, p.59より許可を得て転載）

この症例の女性はβ遮断薬であるアテノロール（テノーミン®）を飲んで、1週間後に再度Head-up-tilt testを実施しました。ご覧のとおり、びくともしません。女性は、Head-up-tilt testの結果を見て、「先生、大丈夫です」と自信をもって元の職場に戻りました。それまでは、

どこの病院に行っても頭のCT・心エコー・Holter心電図をとり，脳波を見て，「異常ありません」「心配いりませんよ」と言われていたのですが，患者さんの問題は何も解決していませんでした。今，彼女がどうしているかはよく知りませんが，普通の女性として活動していると思います。

▶図6-21

> 診断
> 　血管迷走神経性失神（vasovagal syncope）

よく話を聞くと，この人は中学時代，朝礼のときに血の引くような感じから座り込むことが何度かあったそうです。けっこう繰り返すのです。昔にそういうことがあった人は，年数が経ってから再び起こします。基本的に生命予後は悪くない疾患なのですが，頭を打った場合は別です。頭を打って大けがをすることがあります。

怖い話をすると，中央線はよく人身事故で止まるでしょう。あるときある駅で，ホームに立って電車を待っていた女性が，電車に飛び込んだのです。救急病院に搬送され，大けがはしましたが一命を取り留めました。飛び込んだわけですから，誰もが自殺だと思っていました。しかし，助かった本人に話を聞いてみると，そんなつもりはまったくなかったと言うのです。ホームにしばらく立って電車を待っていたら，急に気分が悪くなって，自分の意思に反して前に進んでしまい，ホームから落ちてしまったそうです。そこに電車が来て，大けがをしたということです。

めまい・失神の臨床

磯部　それでは，失神という症候についてまとめてみましょう。

▶図6-22

> 心停止時間と意識障害
> 2～5秒　　めまい感（dizziness），気が遠くなる（faintnesss），眼前暗黒感（spot before eyes）
> 5～10秒　 失神発作（syncope）
> 10秒＜　　全身痙攣
> 30秒＜　　意識を完全に失う
> 45秒＜　　瞳孔散大が始まる
> 1分＜　　　完全に瞳孔散大
> 4～5分　　不可逆性の脳障害（大脳皮質）
> 20分＜　　脳幹障害

心原性失神，特に不整脈による失神は急激に発症します。突然に心臓が止まると，数秒で失神に至ります。そこから回復すると，Adams-Stokes発作という診断がつきます。回復しないと，死亡に至ります。こういう状態を心臓突然死（sudden cardiac death）と言います。失神と突然死は隣り合わせだということを覚えておいてください。

失神というのは，特に女性に多いのです。20人に1人は，生涯に1度以上の失神を経験するという統計データ（Framingham Study）があります。年齢的に高齢者に多いのはだいたい理解できると思いますが，20歳代あるいはそれより下の年代から，ずっと一定の頻度でみられます。

若年者の場合は女性が多いのです。高齢者の失神は器質的疾患によることが多く，危険です。
　一般的な頻度順はとても大事です。一番多いのはNMSです。繰り返し言いますが，予後の悪い疾患は絶対にrule outしなければいけません。僕は患者の話を聞けばはじめからわかりますから，NMSと診断してちゃんと生活指導をしますが，心原性失神が疑わしい場合には検査する必要があります。
　NMSの病型には，主に血管迷走神経性失神と頸動脈洞症候群（頸動脈洞失神）があります。頸動脈性は，特に老人に多いです。動脈硬化がらみで，例えば車をバックさせようとしたときにぐっと後ろを向いて失神する，あるいは床屋で首をぐりぐりとやると失神することがあります。あとは状況性失神で，排尿・排便，嚥下，あるいは激しい咳をして失神する（咳嗽失神）ことがあります。

▶図6-23

血管迷走神経性失神の病型分類

Type 1　混合型：Type 2 または Type 3 の基準を満たさず，血圧低下および心拍数低下により症状が誘発される。
Type 2　心臓抑制型：40/分以下の心拍数が10秒以上持続，または3秒以上の心停止を認める。
　2A：血圧低下が心拍数低下に先行する。
　2B：血圧低下が心拍数低下に先行せず，両者とも同時に低下する。
Type 3　血管抑制型：血圧低下により失神が誘発され，失神出現時の心拍数は最大心拍数の10％以下にとどまる。

　血管迷走神経性失神には，血圧が下がるタイプ（血管抑制型），脈が下がるタイプ（心臓抑制型），その混合型があります（図6-23）。症例の女性は，血圧も脈も下がったので混合型です。診断は基本的に病歴に基づきますが，検査としては先ほどお話ししたHead-up-tilt testですね。感度は比較的高いと思います。

▶図6-24

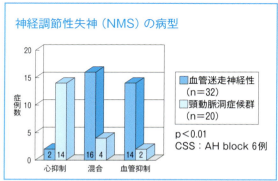

　図6-24のようにNMSの病型は，血管迷走神経性失神では，血管抑制型と混合型が多いということです。

▶図6-25

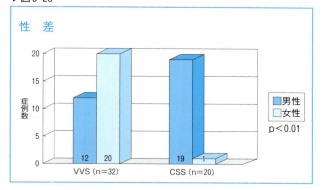

　図6-25です．性差ですが，若年層では女性に多い．若い女性では血管迷走神経性失神（VVS）が比較的多いですが，男性もあります．高齢者では，特に頸動脈洞失神（carotid sinus syndrome：CSS）は，男性が圧倒的に多いです．

▶図6-26

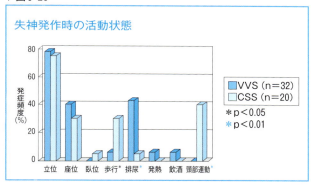

　何をしているときに起きるかというと，立位に限りません．座位であっても，失神を起こすことはあります．それから，排尿時はけっこうあります．排尿失神は圧倒的に男性が多いのですが，女性の排尿失神もあります．迷走神経が緊張すれば，排尿・排便失神，頸部運動などでも失神が起きます．

▶図6-27

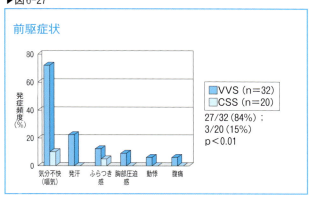

前駆症状としては，たいていは気持ちが悪くなり，冷や汗が出ます。今回の女性もそうでした。こういう病歴を聞くことが大事なのです。

次の症例は，26歳の歯学部研修医です。

▶図6-28

症　例：26歳，女性，歯科医
主　訴：失神
現病歴：生来健康。歯科診療中にめまい発作を起こして座り込んだことが何度かある。睡眠不足の翌日，電車内で10分間立位をとっていた後，眼前暗黒感を自覚し，失神。数分で意識回復し，当科救急外来を受診した。
受診時：意識清明，身体学的所見・血液検査・心電図所見異常なし。

▶図6-29

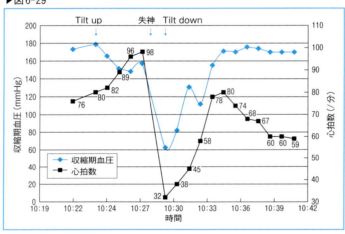

僕はたくさんの失神患者さんを診ていますが，重症な人はやはり入院して検査をします。この患者さんは，自分が歯科診療しているときに，倒れそうになってしゃがみ込んだことが何度かあるそうです。ある日，中央線に乗っていて，つり革につかまっているときに失神し，救急車でたまたま当院に運ばれてきました。病歴からもNMSとわかります。

次は，68歳の大学教授（男性）です。

▶図6-30

症　例：68歳，男性，大学教授
主　訴：失神
現病歴：某年6月，大学で座位にて講義中に突然失神したが，保健室に運ばれる途中で意識が回復した。前駆症状は認めなかった。某大学にて精査したが異常は認められなかった。翌年6月，自動車運転中に失神が出現し，車が壁に衝突したときに意識が回復した。2年後，自動車運転中に失神し，衝突の際に肋骨を4本骨折した。脳神経外科を受診したが，頭部CT・脳波はいずれも問題なく，当科紹介受診となった。
受診時：身体所見，一般血液・生化学検査は異常なく，また，心電図，胸部X線，心エコー，Holter心電図のいずれも異常は認められなかった。

座位での講義中に突然失神したことがあり，その後自動車運転中に2度の失神を繰り返して，大けがをしています。すんでのところで死をまぬがれたのですが，それまでずっと診断されることがなかったため脳神経外科に行き，脳は正常ということで当科に紹介されてきました。NMSだろうとHead-up-tilt testをしたところ，この人も負荷をかけることなく陽性結果が出ました。

▶図6-31

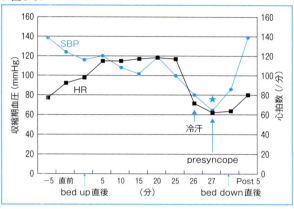

▶図6-32

神経調節性失神に対する生活指導

1. 長時間の立位を避ける。
2. 失神の前駆症状（前兆）を認めた場合は，体位を変換し，臥位あるいは座位となる。
3. 脱水に注意し，水分を十分に摂取する（高血圧を認めない患者は，塩分補給する）。
4. 排尿に気をつけ，夜間の排尿は避ける。
5. 飲酒は控える。
6. 発症の原因となる状況や場面には注意する。

　治療といっても，最近は予防的にβ遮断薬を処方することは減っています。一番大事なのは，失神を起こすような状況を避けることです。図にあるような生活上の指導をします。誘因になるようなことは避けるようにします。ただ，長時間の立位を避けるわけにはいきません。NMSだから朝礼を欠席する，NMSを起こすから座って外科手術をする，というわけにはいきません。君たちの先輩で，試験中に座っていて繰り返しNMSを起こした人もいました。その人は試験の朝にβ遮断薬を飲んで試験を受け，今は無事にお医者さんになっています。もう1つ大切なことは，患者にこの病態をよく知ってもらうことです。診断もそうですが，この疾患では特に患者とのコミュニケーションが大切です。

　授業は以上です。何か質問はありますか？　駆け足でしたが，発表者の話はとてもわかりやすかったと思います。残りの授業も，このような参加型で進めます。考えることが大事です。患者さんは1人1人違います。医学と医療は違うということを最後にもう一度強調して，終わりにします。

[2016年6月／3年生　循環器ブロック]

7 ケース：発熱

磯部　皆さん，こんにちは。君たちは循環器ブロックのなかで，それぞれの疾患や病態の身体診察，診断法，検査法，治療法，そういうことをずっと縦糸で学んできたと思うのですが，患者は何か問題があって来るけれど，「私は心筋梗塞です」「こういう所見です」と言って来るわけではありません。それぞれいろいろな問題を抱えているし，かつ1人1人みんな状況は違う。同じ心筋梗塞であっても，1人として同じ患者はいません。その複雑な糸をほぐすようにして，患者を診ていかなければいけないわけです。今日は少しややこしい，命に関わる病気の話です。

　すでに皆さんには1枚目だけ，病歴のプリントを配ってあります。自分でこの患者の問題を把握して，それを解決する。今日は，今まで勉強した知識を応用することを学んでほしいのです。私も話をしますが，学生3名がとてもよく勉強してくれましたので，あとでお話ししてくれると思います。では，早速始めましょう。まずは病歴を見てみよう。

▶図7-1

> 症　例：61歳，男性。
> 既往歴：8年前にS病院で心房中隔欠損（ASD）と僧帽弁逸脱（MVP）による僧帽弁閉鎖不全（MR）を発見され，M病院で欠損口の閉鎖と人工弁置換を行った。術後経過は良好で，S病院外来で内服治療を継続していた。ワーファリンを内服し，コントロールは良好であった。本年8月23日の外来受診時には普段と変わったことはなかった。そのほか，既往歴に特記すべきことはない。
> 今回のエピソード：9月12日にS病院の医師から電話連絡があり，患者は4日前に風邪をひき発熱し，同時に動悸を訴えているという。39℃台の発熱，脈拍数130程度であるという。当日当院に救急転送され，入院となった。

　いろいろ問題がありますね。患者さんは相当具合が悪い。ポイントをまとめると，8年前に心臓病の手術をしたことがある患者さんです。僧帽弁に人工弁が入っている。私はこの方をずっと外来で診ていたのです。最初に手術を勧めたのも私で，術後もお元気で，普通に鉄工業の仕事もしていました。去年，地域の病院から電話があって，この患者さんが風邪をひいて具合が悪い，動悸がするということで，39℃台の発熱があり，脈も速いため，こちらに救急車で入院してもらった。そうすると，この人の主訴は何？

学生1　発熱，動悸。

磯部　そう，動悸と発熱ですね。発熱ということで来ているわけです。熱が出て苦しい，ドキドキするということなのですね。まずは，発熱ということについて，一般的な知識をリマインドしてみましょう。発熱について，講義してください。

発熱とは

学生A　まず，発熱について少しお話ししたいと思います。

▶図7-2

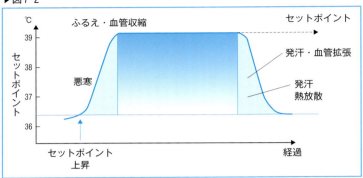

体温の維持の仕組みを思い出してください。セットポイントという考えです。セットポイントというのは、視床下部が規定する体温の基準値のことであって、これに基づいて体温調節が行われています。例えば、風邪をひいたときに、セットポイントが上がって、悪寒を伴って体温が上がる。その後、風邪が治って熱が下がるときには、セットポイントが下がって、発汗などを伴って体温が下がります。

▶図7-3

発熱とは「体温が正常な日内変動を逸脱して上昇すること」

・視床下部の基準値（セットポイント）の上昇を伴う。
・いったん体温が基準値に達すると、視床下部は体温を発熱レベルで維持しようとする。
・発熱物質の減少、解熱剤によってセットポイントが下方修正されることで、熱喪失する。

▶図7-4

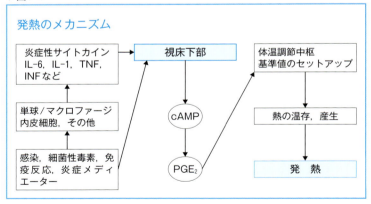

発熱のメカニズムとしては、感染症や悪性腫瘍が主な原因となって炎症や免疫反応が起こり、その後に発熱サイトカインが分泌され、視床下部を刺激して、セットポイントが上がるという過程になります。

▶図7-5

不明熱(fever of unknown origin)とは

1. 38.3℃以上の発熱がみられる。
2. 2日間以上の菌培養検査で，原因菌が見つからない。

　発熱の臨床で，とても重要な概念があります。それは「不明熱（FUO）」です。fever of unknown origin と書いてあるように，原因のわからない発熱です。その性質によって，4種類に分類されています。

▶図7-6

不明熱の分類

1. 古典的不明熱
   ・3週間以上の発熱
   ・外来で3回，または入院で3日受診しても，原因が不明である
2. 院内不明熱
   ・急性疾患で入院した患者における発熱
   ・入院時に潜伏期間を含めて感染症であることを示すデータが認められない
3. 好中球減少性不明熱
   ・好中球数が500/μl以下
4. HIV関連不明熱
   ・血清診断によってHIV感染が証明
   ・外来では4週間以上，入院では3日以上

▶図7-7

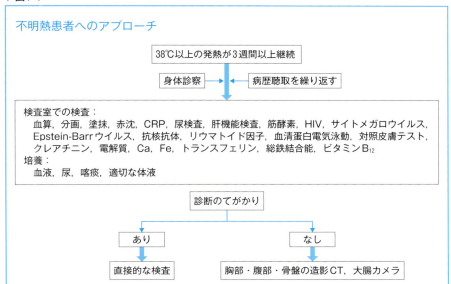

　アプローチについては，まず身体診察と病歴聴取を繰り返すとあります。診察や病歴聴取で，正確に原因を突き止めようとすることが大事だということです。そのうえで，いろいろな検査をします。

▶図7-8

> **不明熱の治療**
> ・むやみに複数の経験的治療を行うことを避け，観察と検査を継続する。
> ・抗菌薬による治療は，細菌や抗酸菌の培養に影響を与え，最終的に原因の解明を阻むことになる。

　治療は，むやみに複数種類の経験的治療を行うことを避け，観察と検査を継続すると書いてあります。経験的治療とは診断が確定する前に治療を行うものですが，不明熱の場合はそれを避けましょうということです。いきなり抗菌薬による治療を行うと，結局何の菌が原因で起こったかがわからなくなってしまうので，やめようということです。

▶図7-9

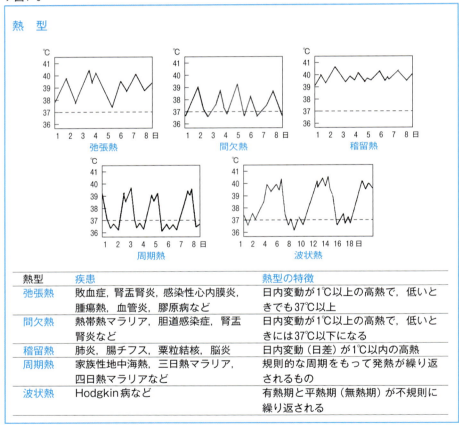

　熱型についてお話ししたいと思います。主に5つに分類されます。弛張熱，間欠熱，稽留熱，周期熱，波状熱で，熱型の特徴との関連は上の表にあるとおりです。

磯部　ありがとう。いくつかキーワードがあるね。セットポイント，発熱中枢，不明熱。こういう概念をよく知っておいてください。不明熱については大まかに，感染症が4割，悪性腫瘍が3割，膠原病が2割です。
　そうすると，H君，この患者さんで，この知識をもとにして聞きたいことは何ですか？

学生1　どういうふうに体温が上下するか。

磯部　この人は弛張熱なのです。夕方，38〜40℃になる熱を2〜3日繰り返している。朝は低いけれども，37℃は下回らない。それで2〜3日経過して，熱の上がり際には悪寒戦慄。寒くてふるえるのだそうです。なぜ悪寒戦慄すると思う？　メカニズムを見て，よく考えてください。視床下部からプロスタグランジンという発熱物質が出る。

　　　A君に何か質問あるかな？　発熱というのは，プライマリ・ケアの患者さんの主訴としてとても多いです。ですから，よくアプローチの方法を知っておくといいですね。

　　　患者さんを見ましょう。

▶図7-10

> 入院時所見：顔色不良が目立った。身長170cm，体重69kg，目立った体重変動はない。血圧114/68mmHg，心拍数110/分，体温37.7℃，呼吸数24回/分で，両肺野にcoarse crackles（湿性ラ音）を聴取したが，心臓は人工弁による機械的Ⅰ音を聴取するのみで，心雑音・肝脾腫・浮腫とも認めなかった。

　　　患者さんを診察すると相当具合が悪そう。バイタルサインが書いてありますが，心拍数の110というのは明らかに多いし，発熱がある。呼吸数は20回を超えると多いですね。coarse cracklesというのは，循環器ブロックでさんざん聞いた言葉ですね。機械的Ⅰ音というのは，人工弁が入っていて，金属なのでカチッという音がするのです。雑音もないし，肝脾腫，浮腫もない。

▶図7-11

> 入院時検査所見：WBC 12,660 (Seg+Band 86%)↑，RBC 367↓，Hb 11.4↓，PLT 13.7，TP 6.3，Alb 3.5，BUN 27↑，Cr 2.0↑，T-Bil 0.6，Alp 217，LDH 431↑，GOT 37，GPT 48，γ-GTP 64，CK 206，Na 141，K 4.6，Cl 107，Ca 8.6，P 2.5，CRP 33.1↑

　　　この時点で血液の検査をするのですが，血液の検査で何か異常があった？　白血球数が12,660。正常は8,000までぐらいですね。Seg+Band 86%の意味はわかりますか。好中球の左方移動です。重症感染症のときに，幼若な好中球が血中に多くみられる現象です。白血球の寿命は5〜6時間ですが，大量に好中球が必要になると爆発的に増えて，未成熟の好中球が動員されていくのです。そして，貧血があるね。肝機能は特に問題がない。CRP，これも炎症のマーカーですね。33は経験上，めちゃくちゃ高い。発熱と肺炎を示唆するcoarse cracklesもあるので，早く治療を始めましょうということで，先ほどA君が戒めた，やみくもに抗菌薬を使ってはいけませんよ，ということをやってしまったわけです。

　　　さて，この時点で何をしたらいいか？　次にやるべき検査は何？　弛張熱が出たときに，どういう疾患がありましたか？

学生2　感染症やその起因菌を同定する。

磯部　いいよ。どうやって？

学生2　肺炎が疑わしいそうなので，肺から喀痰を採って……

磯部　喀痰を培養する。それからもう1つ言うと？　敗血症，感染症が疑わしいと，何をやったらわかると思う？　Bさんが講義してくださいます。

敗血症

学生B　敗血症について説明します。敗血症を理解するためには，まず全身性炎症反応症候群（systemic inflamatory response syndrome：SIRS）の病態について理解する必要があります。

▶図7-12

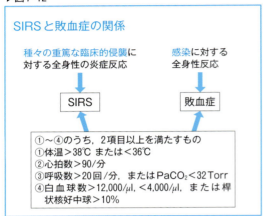

　SIRSとは，広く臨床的な侵襲に対する全身性の炎症反応のことで，①体温，②心拍数，③呼吸数，④白血球数の4項目のうち，2項目以上を満たすものがSIRSと定義されています。スライドにあるように，敗血症（sepsis）は感染によって起こったSIRSであるということです。

▶図7-13

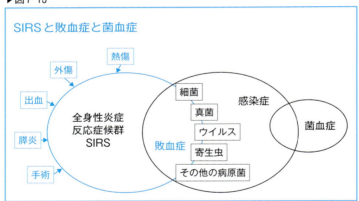

　「敗血症」と似たような名前で「菌血症」というものがありますが，菌血症は血液中に生きた細菌が存在する状態です。したがって，菌血症でもSIRSにならないことはありますし，敗血症でも常に血液中に菌が確認できるわけではありません。

磯部　菌血症というのは，例えば君たちがけがをしたり，歯を抜いたり，血が出るような処置をすると，血液の中に菌が回ります。しかし，それは免疫反応で全部クリアされます。そういう状態を菌血症と言います。菌血症は健常な人でも起きるけれども，そこから感染が成立してSIRSを起こすと敗血症になるのです。

学生B　SIRSは，炎症性サイトカインの血中濃度が高くなることによって引き起こされる病態です。

感染が起こるとグラム陰性菌では，外膜にリポ多糖（LPS）などのように，細菌の細胞壁が産生する物質や内毒素（エンドトキシン）などの刺激で炎症性サイトカインを産生することによってその血中濃度が上がるのですが，これだけで敗血症になるわけではなくて，感染者側の免疫力が下がっているなどの宿主要因と，その発生の母地があることによって，はじめて高サイトカイン血症になって敗血症が成立します。

磯部　わかりやすい説明でした。何か質問はありますか？　大事なキーワードがいくつもありますね。SIRS，敗血症という病気，それからエンドトキシン。この症例が敗血症かどうかを知るために，まずやらなければいけない検査は何だろう？　喀痰の培養はもちろん大事です。肺炎を疑っていますから。わかる人はいる？

　血液の中から細菌を見つけるのですよ。それを血液培養と言います。これは最初にやらなければいけない検査で，やみくもに抗菌薬を使う前に培養すべきだった。

▶図7-14

培養所見：翌日，血液培養の結果が報告された。
　　　　　静脈血からグラム陽性球菌が検出された。

　この時点では何々菌という名前も出ませんが，速報でグラム陽性球菌が出ましたという連絡をもらっています。この検査で大事なことは，繰り返し，違う部位から同じ細菌が出るということです。皮膚から細菌が混入します。消毒して，時間を変える，動脈と静脈からとる。右手からとる，左手からとる。そういうことによって，細菌感染の検出感度と特異度が上昇します。

　さて，患者さんは相当具合が悪い。急に血圧が下がってきた。おしっこが出なくなった。脈も130〜140と速い。臓器障害が起きているわけです。こういう状態を「ショック」といいます。ショックにはいろいろな病態があります。循環器ブロックの講義で，心原性ショックといって，心筋梗塞などで急に心臓の動きが悪くなったというショックのことを聞いたでしょう。そのときには，手足が冷たくなって，冷や汗が出てくるのです。ところが，この症例は，手足を触ってみると，ぽかぽかしている。ちょっと様子がおかしい。

　何が起きているかについて，またBさんが講義してください。

ショック

学生B　ショックについて説明します。

▶図7-15

ショック
急性の末梢循環不全により細胞が酸素不足になり，酸素不足に曝された細胞が死ぬことで臓器障害を起こす状態。

　ショックは，大きく4つに分けられます。

▶図7-16

ショックの分類と原因

心原性	心収縮不全	心筋梗塞，拡張型心筋症，心筋炎
	不整脈	心室頻拍，心室細動，徐脈，完全房室ブロック
	機械性（閉塞・圧迫）	大動脈弁狭窄，急性大動脈解離，閉塞性肥大型心筋症，心タンポナーデ，収縮性心膜炎
循環血液量減少性	脱水	下痢，嘔吐，熱傷，熱中症，尿崩症
	出血性	外傷，消化管出血，大動脈瘤破裂
閉塞性	肺循環	肺塞栓症，緊張性気胸
	大動脈	大動脈解離
血液分布異常性	敗血症性	重症感染症，感染性心内膜炎
	全身性炎症反応症候群（SIRS）	熱傷，急性膵炎
	神経原性	脊髄損傷
	アナフィラキシー	薬剤，食物，ラテックス，刺傷
	その他	急性副腎不全，脚気衝心

　心原性ショックは，心疾患に起因する心拍出量の減少によって起こります。心筋梗塞などがこれに分類されます。閉塞性も循環障害に起因するものです。循環血液量減少性は血液が多く失われたときに起こるもので，例えば出血や嘔吐ややけどによって，血液・体液が大量に失われた場合です。特徴的なのが，血液分布異常性のショックです。敗血症性ショックもここに入るのですが，血管拡張によって末梢血管の抵抗が低下し，代償的に心拍出量が増加するという状態です。心拍出量が増加しているので，皮膚が温かくなります。このことを指してwarm shockと言います。ただ，次第に心拍出量が低下すると，皮膚の状態も変わってきます。

▶図7-17

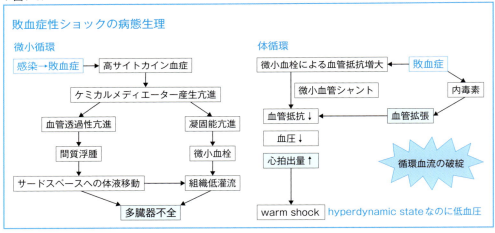

　敗血症性のショックの病態です。微小循環については，サイトカインの血中濃度が上がると過剰な免疫反応が起きて，①血管透過性が亢進することで間質の浮腫が起き，そのことから低灌流が起きるという道と，②過剰な免疫反応が起きることで凝固能が亢進して微小血栓ができ，血流が低下することによって低灌流になる道があります。

　体循環のほうは，微小血栓のために血管抵抗が増えるので，微小血管のレベルのシャントが増えてきます。そのため血管抵抗が下がって血圧が低下し，あとは代償機構によって心拍出量が増

加することで，hyperdynamic stateなのに低血圧という状態が起きて，warm shockの状態に至ります。

磯部 この人は敗血症性ショックですよね。血行動態を測ると，心拍出量は増えているはず。静脈還流が減るから，左室の充満圧は減るはずなのです。心原性ショックの場合には，還流した静脈血を心臓が送り出せないので，充満圧は上がります。楔入圧（wedge pressure）が上がるのです。ですから，敗血症性ショック，warm shockの特徴は，充満圧が下がって心拍出量が増える。そういうショックとして，ほかには，例えばberiberiという病気は知っていますか？

学生3 脚気。

磯部 脚気は末梢血管が拡張する病態ですから，同じことが起きます。そう思って僕らは，Swan-Ganzカテーテルをやりました。

▶図7-18

Swan-Ganzカテーテルを挿入して得たデータ
- 心拍出量（CO）：8.20 L/分
- 心係数（CI）：4.46 L/分/m²
- 肺動脈楔入圧（PCWP）：26 mmHg
- 肺動脈圧（PAP）：34/25 (28) mmHg
- 右房圧（RAP）：5 mmHg

心係数4.4って，どうだと思う？

学生4 大きい。

磯部 多いですね。すごくよく動いている。hyperdynamicです。肺動脈楔入圧は左心房の充満圧です。本来は下がるはず。正常は12 mmHgぐらいですが，26 mmHg。さっき言った話と違うでしょう？ これが国家試験の問題と実際の患者さんの違いなのです。なぜ高いかを考えなければいけません。何が起きているか，想像できる人はいますか？ あとで考えてみましょう。

基本的にwarm shock，敗血症性ショックの治療は何？

学生2 感染のコントロールがまず必要です。

磯部 感染をコントロールする抗菌薬。感染をコントロールするのに，何時間も待っていられない。今起きていることに対しては？

末梢血管が開いて血管抵抗が下がっていると言いましたね。末梢血管を閉じて血圧を上げる薬は？ ミニテスト（第1章）でやりましたよ。ノルアドレナリンです。ノルアドレナリンは純粋なα刺激薬で，末梢血管を締め上げて血圧を上げる物質なのです。ノルアドレナリンを静注する。この人にはノルアドレナリンを大量に注射し続けました。それと同時に抗菌薬を使った。

だいたい病態がわかってきたと思うのですが，この人が敗血症になった原因は何だと思いますか？ 患者の背景因子が大事ですね。

学生5 心房中隔欠損と弁逸脱による僧帽弁閉鎖不全です。

磯部 そう。患者さんは背景因子が1人1人違います。この人は，僧帽弁に機械弁が入っているということが病歴で明らかです。そうすると，Jさん，何が起きただろう？

学生5 人工弁に感染が……

磯部 人工弁に感染が起きたのではないかと推測する。そうすると，B君，やる検査は何でしょう？

学生B 心エコー。

▶図7-19

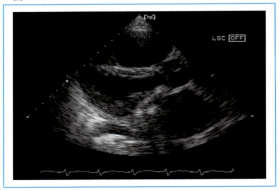

磯部　これがそうです。B君，エコーで何を気にすればいい？　注意するのは？
学生B　弁の近くに疣贅（ゆうぜい）があるか。
磯部　疣贅がないか。この人は心房中隔欠損だったから，右心室が大きいです。細菌の塊，疣贅を探しますが，ないのです。でも，ないという証明はなかなか難しいですね。この人は僧帽弁が機械弁だから，わからないのです。少し弁の動きががたがたして隙間がありますが，このエコーでわからなかったら，どうしたらいいですか？　僧帽弁は心臓の前のほうにある？　後ろのほうにある？
学生3　後ろのほう。
磯部　後ろのほうだから，エコーが届かないのですよ。心臓の弁，機械弁の裏側はわからない。どうしたらいい？
学生3　経食道エコー。
磯部　鋭いですね。この写真がそうです。

▶図7-20

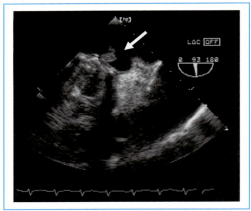

　　　食道にプローブが入っているから，三角の頂点が食道です。食道のすぐ前面にあるのが左心房。ここに親指の頭ぐらいのものがひらひらしていますね（矢印）。これが細菌の塊です。こういうのを「疣贅」と言います。僧帽弁にふらふらしている疣贅が付いている。これは剥がれて飛ぶよ。どこに飛んでいくと思う？　体の中で一番血流の多いところはどこ？
学生1　脳。
磯部　脳に飛ぶと，脳塞栓です。しばしばある合併症です。そうならないようにということで，ショッ

クの治療と同時に抗菌薬を使った。

■ 低酸素血症の原因は？

磯部　次を読んでくれますか。

▶図7-21

入院後の経過：その後，患者は呼吸困難を強く訴え，呼吸回数も24回/分と増加していたため，血液ガス検査と胸部X線撮影を行った。血液ガス（経鼻で酸素2L/分投与下）で，pH 7.450, PaCO₂ 32.6, PaO₂ 49.5, HCO₃⁻ 22.3, BE －0.6, SaO₂ 85.0％。

　　　　　どうですか。PaO₂が下がって……SaO₂の正常はいくら？
学生4　96％です。
磯部　PaO₂が50を切っています。君たちは呼吸不全になるとPaCO₂が上がると勉強したでしょう？多くの人が間違えるのですが，心不全のときに呼吸が苦しくなっても，PaCO₂はあまり上がらないのです。正常40ぐらいですから，32はむしろ低い。患者さんは，酸素が足りなくて苦しいとき，どうやって防御しますか？ 過換気になるのです。そうするとCO₂が出ていきます。心不全のときは，しばしばこういうガスのパターンをとります。この患者さんも相当苦しいです。

▶図7-22

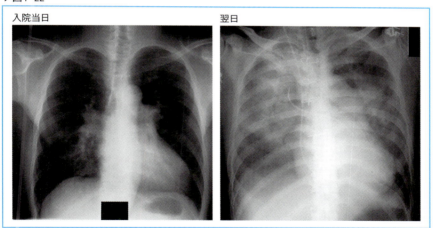

　　　　　左は入院したときのX線写真です。右は苦しくなったときですね。急性心不全のbutterfly shadowとはちょっと分布が違います。肺炎です。どういう肺炎だろう？ X線写真だけ見て判断してはいけません。患者の経過，背景，今まで起きていること，治療の経過，常にすべての情報を頭にインプットして，このX線写真を読むのです。何が起きているか，B君が教えてくれます。敗血症の人が，急に肺炎様の影が出て呼吸不全になってきた。
学生B　敗血症の後の合併症でよくあるのは，ARDS（急性呼吸促迫症候群）とDIC（播種性血管内凝固症候群）です。

▶図7-23

急性呼吸促迫症候群（ARDS）

先行する基礎疾患をもち，急性に発症した低酸素血症で，胸部X線写真上では両側性の肺浸潤影を認め，かつ心原性の肺水腫が否定でき，さらにPaO_2/FiO_2の値が200以下であれば，ARDSである（1992，AECC）。
1. 敗血症その他のSIRSの一環として高頻度に起こる
2. 主に拡散障害が原因のガス交換障害
3. シャント増加のため酸素投与では改善しない低酸素血症
4. 胸部X線でびまん性両側性の浸潤陰影

▶図7-24

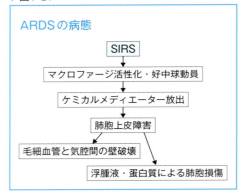

ARDSは，スライドのようにSIRSの病態の一部です。高サイトカイン血症から起きる肺胞損傷の結果として発生します。

▶図7-25

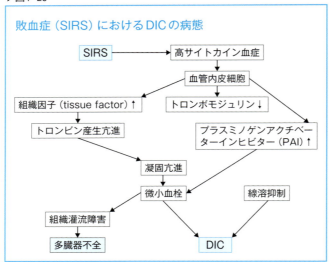

播種性血管内凝固症候群（DIC）には線溶優位の全身の出血傾向と凝固優位の灌流障害の病態があったと思います。敗血症の場合は，基礎疾患によって凝固が亢進して，微小血栓が多発してしまうことで多臓器不全などが起きてしまいます。

■ 症例の病態

磯部　この患者さんで低酸素血症，肺の浸潤影が出た理由は何でしょう？

学生2　ARDS。

磯部　そうですね。SIRSの一環です。さまざまなケミカルメディエーターが血流に乗って，あるいは局所から出てきます。サイトカインストームとも言います。これらのメディエーターが肺胞を破壊して，透過性を下げて滲出物が出ていく。一方，心不全では左房圧と肺の毛細血管圧が上昇して肺胞の周りの静水圧が上がってくると，圧に耐えきれずに液体成分が肺胞腔内に滲出してくるのです。ですから，泡っぽい泡沫痰，綿みたいな血痰が出ます。ARDSとは違う病態ですね。君たちが学ばなければいけないことは病態です。一般論を知って，かつ，個別の患者に何が起きているか考える。

　さて，この患者さんの血液培養の正式結果が返ってきました。*Staphylococcus epidermidis*（表皮ブドウ球菌）。ブドウ球菌というのは，たちの悪い化膿性の細菌です。かつ，メチシリンにレジスタントでした。意味はわかりますか？

学生2　メチシリンを使っても菌を殺せない。

磯部　そのとおりです。そうすると，結果として？

学生2　治療が難しい。

磯部　ペニシリンや，セフェム系の通常のメチシリンに耐性のブドウ球菌，MRSEです。
　　　ここまでをまとめると……

▶図7-26

> 病態診断：
> 　細菌性心内膜炎と，それに引き続く敗血症性ショック，ARDS

　ここで，敗血症によるショックでありながら肺動脈楔入圧（PCWP）が高かった理由を考えてみましょう。わかりますか？　難しいのでお教えしますが，この人は僧帽弁に機械弁が入っていて，そこに細菌の塊が付いて，弁の動きが制限されている。僧帽弁が狭窄状態になっているのです。だから楔入圧が高値になっているのだと思います。病態は1人1人違うのです。この機械弁による弁狭窄の治療は，もはや薬ではできません。一刻も早く僧帽弁の再置換術を行う以外にはありません。ただ問題は，ショック，ARDS，腎障害ですね。顛末はまたあとでお話しします。
　それでは，感染性心内膜炎について講義していただきましょう。

感染性心内膜炎

学生C　感染性心内膜炎の定義としては，血中に侵入した病原体が弁などに付いて増殖することで，先ほども出てきた疣贅を形成して，敗血症や心不全のような症状を呈する疾患です。
　図7-27は発症までのメカニズムを大まかに説明した図です。病原菌としては，現在8割以上が*Staphylococcus*属（ブドウ球菌）だと言われています。昔は溶連菌なども多かったそうです。グラム陰性桿菌や真菌なども一部認められるようです。増殖スピードが菌の種類によって違うので，注意が必要です。

▶図7-27

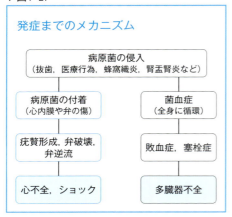

▶図7-28

症　状	身体所見	診　断
・発熱	・発熱，頻脈，体重減少	・基礎心疾患
・倦怠感	・心雑音	・炎症所見
・敗血症症状（体重減少）	・脳梗塞	・エコーにおいて疣贅，弁破壊，
・心不全症状	・Osler結節	膿瘍の確認
・息切れ，呼吸困難	・Janeway斑	・血液培養による原因菌の確認
	・脾腫	・塞栓による所見

　症状は，感染による全身症状と心不全症状です。身体所見としても，炎症所見，心不全所見，塞栓症状です。診断にはこれらをまとめたDukeの基準が用いられ，ここでは省略しますが，感度100%，特異度92%です。

▶図7-29

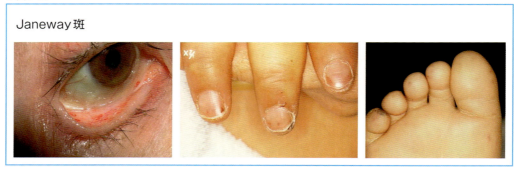

Janeway斑

磯部　この写真は別の患者です。16歳の女子高校生で，発熱で入院されました。Osler結節は，普通は有痛性で，写真を撮ってもあまり見えないことが多く，Janeway斑のほうがずっと多いです。赤い点々のような皮疹です。研修医はよく見落とします。僕は感染性心内膜炎（IE）が疑われる患者さんが来ると，手足を10cmぐらいのところからくまなく見ますが，けっこう見つかります。診断的価値があります。

学生C　感染性心内膜炎をきたしやすい基礎心疾患を説明します。

▶図7-30

感染性心内膜炎のリスクとなる基礎疾患

高
・人工弁置換後
・感染性心内膜炎の既往歴
・チアノーゼ性心疾患

中
・シャント性先天性心疾患（VSD），逆流性弁膜症（AR，MR）
・閉塞性肥大型心筋症
・弁機能不全（僧帽弁逸脱症）

低
・ASD
・冠動脈バイパス術後

　特に注意しなければならない高・中リスクのものと，そこまで心配はないけれども低リスク群という3つの群に分かれています。高・中リスク群は特に危険性が高いので，処置前に抗菌薬を予防的に投与することが推奨されています。

　治療ですが，感染性心内膜炎では敗血症症状の制御と病原体の駆除が最も重要ですから，基本的には抗菌薬による内科的治療を優先的に行います。大量かつ長期にわたる抗菌薬治療が必要です。抗菌薬への感受性なども重要です。ただし，弁破壊が強く心不全やショックに至る可能性が高い場合や塞栓症の危険性が高い場合は，緊急での外科的手術が行われます。循環器内科と心臓外科の協調が特に必要な疾患です。手術後も炎症のコントロールを長期にわたって続ける必要があります。

磯部　どうもありがとう。とてもよくまとめてもらいましたが，少し補足します。

　昔はSBE（subacute bacterial endocarditis：亜急性細菌性心内膜炎）という言葉を使っていました。それは，菌の種類が，緑連菌（*Streptococcus viridans*）が主だったからです。微熱が続いて，だんだん痩せてきて，脾臓が腫れて，弁が破壊されてきて，心不全になって亡くなるというのをSBEと呼んだのです。最近はそういう病態は減って，ブドウ球菌が増えています。膿瘍を形成して，弁の破壊が強く，予後が悪い起因菌です。今回のように，耐性菌が増えていることも予後を悪くしています。

　心臓にどういう疾患があるかというリスクも大事ですが，ホストの免疫機能が重要です。担癌患者，免疫抑制治療患者に細菌感染を起こすことを「日和見感染」と言います。そんな場合は，真菌も起因菌になります。

　基礎心疾患も大事です。要するに，心臓にどういう障害をもっているか。例えば君たちは，歯を抜いても感染性心内膜炎にはならないのです。人工弁やシャント性の先天奇形をもっているような人が菌血症になると，菌が付く。君たちはこれから医療行為をしていくので，カテーテルも使うし，尿道のバルーンも入れるでしょうが，そういったことが誘因になります。要するに，感染性心内膜炎というのは，もともと免疫学的に正常であっても，心臓にこういったリスクをもっている人が，菌血症を起こすような処置をきっかけとして発症するのです。具体的には，50％は歯科治療，残りはいろいろです。ハイリスクの患者にそれなりの処置をするときには，ガイドラインに基づいて予防処置をすることです。

　最後に，この患者さんの経過をお話ししましょう。

▶図7-31

治療経過：
①細菌性心内膜炎……起因菌はペニシリン耐性のMRSEであり，バンコマイシンとゲンタマイシンによる治療を行った。
②ショックについて……ドパミンによる昇圧が認められなかったため，ノルアドレナリンを大量投与した。
③ARDSについて……ステロイドのパルス療法を行った。
④感染性心内膜炎およびそれによる僧帽弁閉鎖不全と狭窄（人工弁不全）の治療として，人工弁の再置換を行った。

実はこの患者さんは，熱が出る2週間前に，近くの歯医者さんで歯垢をとる治療をしたそうです。抗菌薬の予防投与はしていなかったそうで，残念ながら，不用意な処置が敗血症の誘因になったと思われます。

治療は，敗血症には抗菌薬，ショックには昇圧薬，ARDSに対してはステロイドのパルス療法で急性期を何とか乗り切り，人工弁の再置換を行いました。

▶図7-32   ▶図7-33

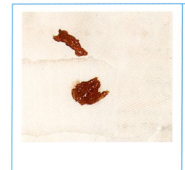
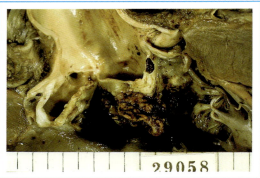

人工弁には疣贅がびっしり付着していました。図7-32は取れてきた疣贅です。

図7-33は，僕が医師になって最初に受け持った患者さんで，28歳の男性です。感染性心内膜炎で，菌の塊が見えるでしょう。弁置換する前に感染症で亡くなりました。

怖い病気でしょう。医療者の注意が必要な病気です。早期診断・早期治療で，今は多くの患者さんは救えます。外科治療もありますから，感染性心内膜炎の手術のタイミングや方法については，また外科で話を聞いてください。感染性心内膜炎の治療では，内科と外科のコラボレーションが大切です。この病院では内科と外科が非常に密接なチーム医療をやっていますので，この症例も救われました。

授業は以上です。何か質問はありますか？

［2015年6月／3年生 循環器ブロック］

8 ケース：息切れ

磯部　プリントの1枚目だけ皆さんにお配りしてありますね。まずは患者さんのプレゼンテーションです。患者さんはいろいろな訴えをして来られます。そのなかで，本当に治療しなければいけない人，病気の人，あるいはすぐに対応が必要な人，すぐではなくてもいいからちゃんと診断しなければいけない人を，ピックアップするという作業を勉強することが必要です。救急外来に来た胸痛の人のなかで，心臓の虚血性の病気の人は20％ぐらいしかいません。

　心不全で来た人をその場で診て心不全と診断するのは難しくないのです。ですが，「先生，3カ月前に息苦しいことがあったのです。今はそういう症状はありませんが……」と言って来た人について，どうして息苦しかったかということを判定するのが病歴なのです。検査でしか判断できない医師は，それができません。ですから病歴が大事なのです。

■ 病　歴

磯部　始めましょう。A君，お願いします。

▶図8-1

症　例：37歳，男性
主　訴：息苦しくて眠れない，労作時息切れ
既往歴：23歳；両側扁桃腺摘出，31歳；高血圧，脂質異常症，肝機能障害
家族歴：父；高血圧，母；高血圧，兄；高血圧
生活歴：喫煙；20本／日×17年間，飲酒；ビール1,000ml／日
現病歴：これまで特に症状なく経過してきた。数年前より検診で高血圧と肥満を指摘されてきたが，特に受診はしていない。
　　　　2014年9月頃より労作時に軽度の息切れ・多汗を自覚するようになった。11月はじめに咽頭痛・咳嗽が出現，発熱を認めた。市販の総合感冒薬にて解熱したが，咳嗽は続いていた。この頃より階段を昇るときに呼吸困難・動悸を自覚，駅の階段を昇りきることに困難を感じる程度となった。
　　　　2015年1月上旬に再度，発熱・咽頭痛が出現した。血痰がみられ，また寝ると呼吸困難が強くなり，目が覚めることが増え，睡眠がとれなくなった。夜間の呼吸困難は起座位をとると軽減した。夜間の呼吸困難が増悪し，1月20日，近医を受診。高血圧・心拡大を指摘され，精査加療目的で東京医科歯科大学に紹介となり，外来を受診。1月23日に緊急入院となった。

　今日のプリントには青字が刷ってあるので，何がキーワードであるかというのは，あらかじめわかるようになっていますが，今日はこれだけ病歴がきちんとしていれば，診断はもうあまり難しくないですね。何病ですか？

学生1　心不全が起こっているなというのはあるんですけど。

磯部　心不全ですね。いいですよ。息切れでしょう。まず，今日の最初の課題です。息切れ，多汗，咳嗽，発熱，呼吸困難，動悸，血痰，寝ると呼吸困難が強くなり，起座位をとると楽になる，高血圧をもっている，心臓が大きい……こういったいくつかのキーワードをきちんと聞けるようにな

れば，診断は簡単なのです。この症候を理屈，病態生理をひも解いて，君たちに理解してほしいということが最初のポイントになります。

■ 入院時身体所見

磯部　次のページを見ましょう。隣の人，読んでくれますか。

▶図8-2

入院時身体所見
身体測定：身長161.8cm，体重103.4kg（BMI 39.5）
体温36.5℃，脈拍104/分，血圧162/102mmHg（左右差なし）
頭部：顔面に浮腫（＋），結膜：貧血（－），黄疸（－）
頸部：甲状腺腫（－），頸静脈怒張（＋），内頸静脈拍動；亢進，血管雑音（－），
　　　表在リンパ節；触知せず
胸部：心音；Ⅰ音→，Ⅱ音→，Ⅲ音（＋），Ⅳ音（－），心雑音（－）
　　　呼吸音；両側下肺野にcoarse crackles（＋）
腹部：肝臓；2横指触知，Traube三角；鼓音（脾腫大なし）
四肢：下腿浮腫（＋）

　心不全と言った人，少し考えを変えましたか？

学生1　肺高血圧がある。

磯部　肺高血圧症。あるだろうな。君は何だと思う？

学生2　同じく肺高血圧。

磯部　君は何だと思いますか，この病気は。病歴と身体所見で，どういう特徴をもっている？ 診断は何ですか？

学生2　左房不全。

磯部　両心不全ですよね。左心不全と右心不全。ここに書いてあることで疑問はありますか。「Traubeの三角」というのは，左肋弓の上です。真下に何がありますか？

学生3　肝。

磯部　そんなものはありません。

学生3　脾臓？

磯部　そうです。Traubeの三角に打診をします。（自分の腹部を打診する）コンコンコンといったでしょう。反対側は，ここに肝臓があるので，固いでしょう。違いがわかりますか？ 胃の空気が入っているので，脾臓が腫れていないということなのです。coarse cracklesというのは，あとで説明してくれます。ですから，この人は脈が速くて，血圧が高い。coarse cracklesがあって，肝臓が腫れて，脾臓は腫れていないけれども，下腿に浮腫があります。

　今日は両心不全の症候や身体所見をどう捉えるか，どういう病態なのか，それをどうやって検査で検出していくのか，どう治療していくかを考えてみましょう。最初にこの症候について。

症候の原因を考える

学生A　疾患があるから症状が出てきます。逆に言うと，症状の背景には疾患がある，症状というのは，背景となる病態があるので，考えればわかります。

　感染による炎症反応を考えてみましょう。炎症の症状として，全身症状というものがあります。発熱や食欲不振です。皆さん，風邪をひいたとき，熱を出したときを考えてみてください。

そのときは息が速くなりますか，遅くなりますか？　たぶん速くなりますよね。ということは，全身の酸素需要が上がります。感染によって酸素需要が上がり，心拍が速くなる悪循環が成立します。これがその感染症，特に呼吸器感染症と心不全との関連になっています。

■ 血　痰

学生A　皆さん考えてみてください。

▶図8-3

> 質問：
> 　左心不全の患者の血痰はどのような見た目か？

　左心不全の患者さんで，肺にうっ血が起きています。肺胞の周りには毛細血管があります。

▶図8-4

> 血　痰
> 肺水腫（左心不全）による血痰は，静水圧の上昇によって血漿・血球が肺胞へ滲み出ることで生じる
> 　→ 全体的にピンク色の泡沫状喀痰
> 肺癌・激しい咳などによる血痰では，毛細血管自体が解剖学的に破綻する
> 　→ 糸のように血が混じった喀痰，全体に赤い，喀血

　肺の循環血液量が上がって静水圧が上がると，毛細血管から血漿と血球が肺胞に滲み出てくるので，全体的にピンク色の泡のような血痰が出ます。

　一方，肺癌や激しい咳，あるいは結核などによる血痰というのは，毛細血管が解剖学的に破綻します。つまり，血がそのまま出てくるような感じで，例えば痰の中に糸のように血が混じっているとか，喀血のように血をそのまま吐き出すということになります。

▶図8-5

> 水泡音
> 吸気時に肺胞で液体が空気と混ざることで，「ブツブツ」という水泡音を生じる

　そこで音が生じるのですが，やはり液体と空気が混ざるということで，これは本当に僕のイメージなのですが，例えば水にストローで息を吹き込むと，ブクブク鳴ります。水泡音というのは，そのような音が生じます。

　――呼吸音再生――

磯部　ザアッという大きな音は息を吸ったときの音，吸気のときの音で，そのほかにプチプチという細かい音が入るよ。これを英語で何と言うのですか？

学生A　これがcoarse crackles。

磯部　わかりましたか，coarse crackles。

学生A　なので，やはり肺のうっ血によって，そういった症状が出てくるということになります。

■ 呼吸困難

学生A　では，最後の質問です。

▶図8-6

質問：
　左心不全の患者では，就寝中に発作性の呼吸困難が起きることがある。
　なぜか？

　　　なぜ就寝中に発作性の呼吸困難が起きますか？
学生4　寝ていると静脈還流が増えて右心房に圧がかかって，肺血管の圧が上がるから。

▶図8-7

夜間発作性呼吸困難
・仰臥位では，重力によって体の下部にたまっていた静脈血が右心系に還流する
　→ 肺うっ血が進行，呼吸困難
・上半身を起こす（起座位）ことで静脈還流量は減り，症状が軽減する

学生A　ありがとうございます。そのとおりです。寝ているときには肺への静脈還流量が増えるので，やはり肺循環の血量も増えて，それによって呼吸困難が進行するということです。上半身を起こして起座位になると，静脈還流が減るので症状が軽減します。それはもちろん1つの大きな理由ですが……この夜間発作性呼吸困難というのは，実は多くの場合，寝てすぐに生じるわけではなく，就寝から例えば2〜3時間ぐらい経ってから，呼吸困難でつらくて起き上がるという状態があるそうです。そうすると，もう1つ別の理由が考えられると思いますが，どうでしょうか？
学生5　夜間は副交感神経が優位になるので，呼吸中枢が抑えられて息が苦しい。
学生A　正解です。素晴らしいですね。

▶図8-8

夜間発作性呼吸困難
・夜間睡眠時には副交感神経優位となっている
　→ 心機能・呼吸中枢が抑制され呼吸困難が増悪する

　　　夜間睡眠時には副交感神経優位となっているので，心機能と呼吸中枢が抑制されていて，呼吸困難が増悪します。僕からは以上です。
磯部　明瞭でしたね。症候というのはみんなそれなりの理由があるので，わからないこともありますが，やはり理屈を知っているということが大事です。患者さんがみんな典型的な症候を示すわけでは決してありません。心筋梗塞で胸が痛くなる機序はわかると思うけれども，胸が痛くならない患者もいるので，「どうして？」と考えなければいけない。そのために，ちゃんと病態生理を知る。なぜcoarse cracklesが出るのか，fine cracklesとはメカニズムがどう違うのか，今日は症候の全部を説明できないのですが，血痰のこと，肺の音のこと，呼吸困難，なぜ起座呼吸になるのかというメカニズム，感冒との関連など，ごく一部に限ってお話をしました。

■ 心電図

磯部　心電図です。心電図の読み方をざっとやると，まずはリズムを見ます。

▶図8-9

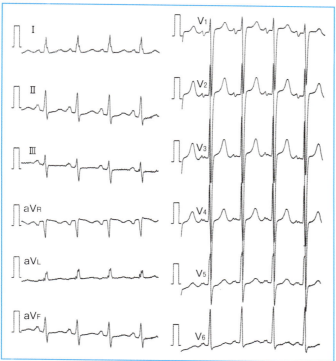

　P波があるから，洞調律ですね。それから心拍数を見ると103回，頻脈です。洞頻脈という診断名がつきます。

　P波を見ると，第Ⅱ誘導のP波は山が2つ見えます。Ⅱ誘導を見ると小さな山と，その後で大きな山があって，V₁を見ると二相性です。後の成分が大きいですから左房負荷です。

　QRSを見ると，電気軸はⅡ誘導で上を向いていますから正常軸。軸には3つしかありません。正常か，左軸か，右軸か。さらに言えば不定軸か。それから移行帯はV₃，V₄ぐらいですか。QRSのボルテージを見ると，高いです。V₂のS波も深いですから，高電位差です。

　STは低下しています。V₆で少しSTが上向きになった後に下がっているでしょう。ST低下です。V₅，V₆のT波はR波の1/4ぐらいなければいけません。V₆ではT波の平低化があります。

　ということで，心電図診断は左房負荷，洞頻脈，高電位差とST-T異常で，まとめて左室肥大と読めます。なぜこうなるのか，息苦しいこと，背景因子に高血圧をもっていることと，常に関連を考えます。

　心臓について，患者さんの症候があって，病態があって，それを僕らはいろいろな視点から考える。心電図は電気現象です。これからX線写真も見るしエコーも見る，心臓の中の圧も測る，CTを撮ったりMRを撮ったりしますが，いろいろなことが全部関連して1つの心臓の現象なのです。なぜ脈が速いのか，なぜ左心房に負荷があるのか，1人1人の患者さんの問題点が明らかになってきて，その問題を設定して，解決するための治療をしていく，あるいは次の診断をしていくということが，診療の過程で大事です。

なぜ左心室が肥大しているのでしょうか？ 聞いてみましょうか。左室肥大になっている理由は？ 今までで明らかになった病歴と身体所見とこの心電図の関連について考えてみましょう。

学生1　高血圧が原因となって負荷が思いきりかかるので，高電位差がみられる。

磯部　血圧が高いから左室が肥大しているので，左心室のボルテージが高くなって相対的な心筋虚血からSTが下がっているだろうと。そうでしょうね。脈が速い理由は何でしょうか？

学生2　負荷がかかって，その代償機構として脈を上げようとしている。

磯部　どういうメカニズムが働いていますか？ 液性因子か。どういう液性因子ですか？

学生2　RAだと……

磯部　レニン-アンジオテンシンならもう少し時間がかかるし，脈には直接関わらない。脈に関わるのは？

学生4　交感神経です。

磯部　交感神経です。内因性の交感神経。α，βのどちらですか？

学生4　β。

磯部　βです。βの陽性変時作用です。心拍を速くして，強く打って，この呼吸困難から逃れようと，生体では防御機転が働いているのです。だから脈が速い。逆に脈が速いことで心臓を悪くしているという要素もありますが，そうやって心電図を読んでいくと，心電図だけで，だいぶこの人の心不全の原因がわかってきます。

▶図8-10

心電図所見からわかること
・P波……II誘導で二峰性，V₁誘導で二相性かつ
　　　　陰性波が深く幅広い
　　　　　　→ 左房負荷
・QRS波……V₂誘導でS波が深く，V₅のR波＋
　　　　V₁のS波≧3.5mV（高電位差）
・ST……II，V₅，V₆誘導でST低下
　　　　　　→ 左心室の肥厚
・頻脈（103）

▶図8-11

心電図から読み取れる病態生理
高血圧
　　→ 左室肥大（相対的な虚血，ST低下）
　　　　→ 収縮・拡張不全
代償機構として
①高電位差
②左房負荷
③頻拍（交感神経緊張によるβ₁受容体刺激）
④心肥大（悪循環を生む）

■ 胸部X線写真

磯部　X線写真です。研修医・学生にX線写真を読ませると，「CTR何パーセントです。両側CPアングルがシャープです」しか言わないのです。悲しくなります。X線写真にはいろいろな要素が重なっています。まずシルエットも大事ですが，心臓の中が大事です。心臓の1弓，2弓という言い方はわかりますよね。

▶図8-12

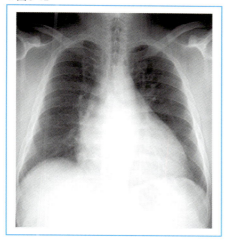

　心臓が大きいのはわかりますね。どこが大きいでしょうか？　まず右の2弓が大きいです。では，なぜこの人の右の2弓が大きいのでしょうか？

▶図8-13

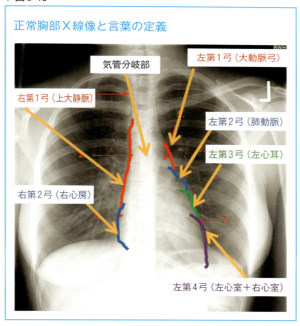

　ここは右心房です。でも，心臓のシルエットだけを見てはいけない。この真ん中にあるのは何という器官ですか？　黒いところ。気管支だね。その両側に右の気管支，左の気管支，その間が気管分岐角です。分岐角が大きく開いているのです。わかりますか？　なぜでしょう。気管支の下に何がありますか？　気管支の真下には左心房があります。そう思って見ると，右の第2弓の内側にもう1つうっすらと三日月状の陰影が見えますか？　見えてください。左心房です。

左心房は上に大きくなると，この気管分岐角を押し上げて，右に大きくなると，このような二重陰影（double shadow）をつくります。それから左側に大きくなると，この人はあまり大きくないけれども，左の3弓が大きくなります。この人はこんなに巨大な左心房が見えるではないですか。見えませんか？　心臓の中を見るのです。そのように見ると，肺のうっ血もあるし，肺の血管陰影が増強しています。

▶図8-14

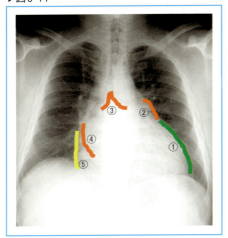

　まとめましょう。②，③，④のオレンジ色が今言った左心房の陰影です。⑤（黄色）が右心房の影。③が気管分岐角の開大，左心房の拡大です。①（緑）は右心室および左心室の拡大でしょう。右心室が大きく，左心房が大きい。そうすると心電図の左房負荷とぴったり合うでしょう。なぜ左心房に負担がかかるかを，よく考えてみてください。X線写真と心電図で僕たちは診断がついているのです。エコーなんか見なくても，どういうエコーかある程度予想がつきます。

　症状と病態，X線写真，心電図……総合してものを考えていくと，この人は両心不全で左心房に負荷がかかっていて，左心房が大きいということは左心室が悪いに違いない。心電図は高電位差で左室肥大がありますから，なんらかの原因で左室側に負担がかかって，左心不全になって，左心房に負荷がかかって，肺の血圧も高いであろうということが，X線写真からも症状からもわかる。心臓の中の血圧を測らなくても，肺の血圧はわかるのです。ここまでで，血痰が出る理由がわかってきます。血痰の理由は肺癌でも肺結核でもなく，心不全だろうと。

　血痰が出るような左心不全は，すごく重症です。そういうことを，ここまでの情報で予測できます。胸部X線では，心臓はシルエットだけを見るものではないのです。心臓の中を見るのです。正常な解剖がどうであって，どういうふうに変化するとどうなるかということを考えてください。高血圧があって，左心室の肥大がある。左心室の不全があり，左心房に負担がかかり肺高血圧になって，右心室も悪いだろう。血痰も出ていますから，肺の血圧が相当高いはずだということで，頻脈になっていますから，内因性のカテコールアミンがいっぱい出ている。症候のところで最初に多汗とあるでしょう。汗が出た理由はわかりますね。心不全になって，心臓の動きが悪くなると，体の中からカテコールアミンが出てきて，心臓をもっと動かそうとする。同時に汗も出てくるわけです。おそらく瞳孔も開いているでしょう。みんなカテコールアミンの作用です。

　悪くなった心臓を代償しようと全身がいろいろなメカニズムで働いていることがわかったら，治療はその悪さしている部分をほぐすようにして良くしてあげる。その悪くなり方は，1人1人

違います。心不全というのは，みんな同じ病態というわけではないのです。

この人の心臓の悪さしているところをもう少し詳しく調べようということで，次のB君が詳しく検査してくれます。

心疾患の検査

学生B　この患者さんの状態がかなりわかってきたと思うのですが，復習がてら呼吸困難を呈する疾患を確認してから，その後，検査を絡めてどうやって鑑別し直していくかというお話をしたいと思います。

▶図8-15

> 呼吸困難を呈す疾患の鑑別
> ・呼吸器系：気道疾患，胸壁疾患，肺実質疾患
> ・心血管系：左心疾患，肺血管疾患，心膜疾患
> ・中枢系

まず，呼吸困難を呈する疾患です。呼吸器系というのはすぐにイメージできると思うのですが，喘息のような気道疾患，そして胸壁の動き自体が悪くなる疾患，例えば重症筋無力症とかGuillain-Barré症候群。あとは胸水がたまったことによって胸壁が動きにくくなるということもあります。それから間質性肺炎のような肺実質疾患もあります。

今回のような心血管系，そのなかでもこの患者さんは左心不全が始まりだと考えられますが，それ以外にも，いきなり肺血管障害が起きたり，心膜疾患や心タンポナーデのような障害でも呼吸困難を呈します。あとは中枢系で，呼吸中枢に異常があれば呼吸困難をきたすというのは容易に想像できると思います。

▶図8-16

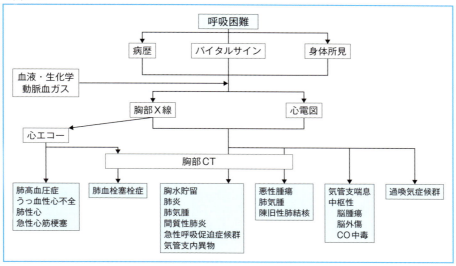

呼吸困難の鑑別チャートです。最初に問診や身体所見をとります。その後に何をするかというと，まず胸部Ｘ線です。Ｘ線写真では，圧情報や血流情報は見えませんが，形態が見えます。

▶図8-17

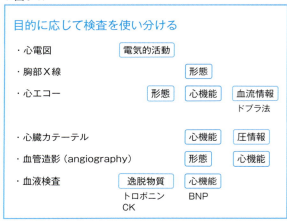

心電図は電気的な信号を見ていますが，そこからもいろいろな情報が得られます。でも，それだけだと先ほど言った血流情報，もっと言えば，弁がちゃんと動いているかといった情報がありません。そういうものは何を通じて見ていくかというと，心エコーであったり，心カテーテルということになります。つまり，それぞれの検査には特徴があって，わかる情報が違います。

■ 心エコー
学生B　まずは心エコーです。
　　　何がわかるかというと，1つは形態や心機能がわかります。いわゆる心臓の断面図を見ることができるので，形がわかりますし，リアルタイムで動きを見ることができるので，弁に異常があるかないかといったことがわかります。心機能までわかります。もう1つは，血流情報です。血流がどうなっているのか，つまり逆流があったり狭窄があったりというのも，このエコーでわかります。

▶図8-18

心エコー
低侵襲かつ繰り返し検査が可能だが，
術者の技術や患者の状態に左右されやすい。
また，圧情報はわからない。

　　　心エコーの特徴は，低侵襲であること。繰り返し検査が可能というのが非常に大きなポイントですが，図8-18に示したような欠点もあります。
磯部　はい，よくわかりましたね。実際の患者のエコーを見てみましょう。動画はあとで出します。まずは止まっているものから。

▶図8-19

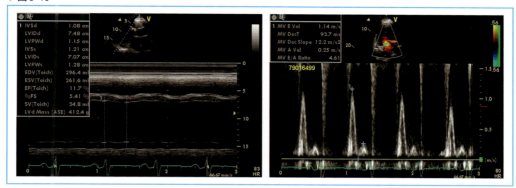

▶図8-20

心臓エコーの計測		本症例の計測値（mm）	正常値
大動脈径	AoD	39	20～36
左房径	LAD	58	25～42
心室中隔壁厚	IVS d	11	7～12
後壁厚	PWd	13	7～12
左室収縮末期径	LVDs	71	30～40
左室拡張末期径	LVDd	75	40～55
左室駆出率	LVEF	25	55％＜

　何を測りますか。拡張末期径と収縮末期径が大事です。左室拡張末期径（LVDd）で75mm。左室収縮末期径（LVDs）は71mmです。正常のLVDdは，普通は55mm以下ですから，かなり大きいです。もっと悪いのが収縮しないことです。左室の駆出率は25％と書いてあります。収縮が悪い。心臓の壁の厚さは，中隔壁厚（IVSd）が11mm。後壁厚（PWd）は13mmとやや厚いです。やはりこの人は高血圧心なので，壁が厚くて収縮も悪くなっているということが，これでわかります。収縮が悪いだけではなく，拡張も悪い。どれぐらい悪いかというと，エコーの動画を見せます。

　——心エコー供覧——

　左心房がすごく大きいです。これは58mmある。左心室の中隔も後壁も厚めで，全周性に動きが悪い。それから，四腔断層像（4CV）を見ると，やはり収縮が悪い。今，収縮が悪いと言ったけれども，さっきのスライドに戻ると，拡張はどうやって見るか？　拡張の話をしてくれましたよね。拡張は僧帽弁を通って流入する血液の流速で見るのです。

　簡単に説明します。拡張ということは，要するに血液が流入して膨らむ時相でしょう。膨らむためには，血液が入ってこなければいけない。血液を左心室に送り出しているのは左心房。もし心臓の膨らみが悪いと，血液流入が速くて時間が短くなるのです。ぎゅっと送り込んで，固いから止まってしまうのです。拡張がものすごく悪くなると，こういうふうになってきます。

　拡張はなかなか難しいのですが，今，拡張期心不全というのは心不全の領域のトピックスです。収縮が悪い心不全と拡張が悪い心不全は，だいたい同じぐらいの頻度であります。この人はものすごく拡張が悪いね。エコーでわかる範囲で，収縮が非常に悪いと同時に，拡張も悪くなっているということです。

■ 心臓カテーテル検査

学生B　今度はカテーテル検査について説明します。カテーテル検査で何がわかるか。

▶図8-21

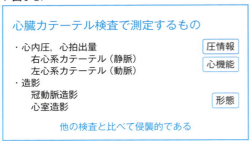

一番イメージしやすいのは圧情報だと思います。心機能と書いてあるのは、カテーテルでは心拍出量や心内圧が測れるだけでなく、冠動脈造影や左室造影が可能で、そうすると形態的な情報を得ることもできます。

マイナスのポイントは、侵襲的であるということです。これは血管に穿刺して、そこから心臓まで管を入れるので、侵襲的であることはわかると思います。

▶図8-22

心内圧測定は右と左で異なる

・右心系カテーテル＝Swan-Ganzカテーテル
　　内頸静脈，鎖骨下静脈など　を穿刺
・左心系カテーテル
　　橈骨動脈，大腿動脈など　を穿刺

　心臓血管造影室で行う
　心拍出量も測定できる

右に入れるか左に入れるかでだいぶ異なるのですが、それは単純で、動脈に刺すか静脈に刺すかです。Swan-Ganzカテーテルというのは右心系カテーテルで、静脈・内頸静脈から入れます。左心系は、左心圧の情報が得られますが、動脈を穿刺しなければいけないということがあります。これは心臓血管造影室で造影をしつつ、X線で見ながら行います。

▶図8-23

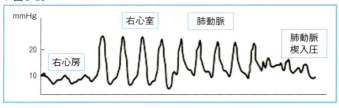

Swan-Ganzカテーテルを使用すると、右心房、右心室、肺動脈を通って、肺動脈楔入圧を測ることができます。肺動脈楔入圧（PCWP）は左室拡張末期圧と同等で、左心室の前負荷を反映する優れた指標になります。

磯部　Swan-Ganzカテーテルです。

▶図8-24

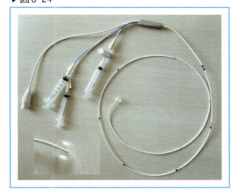

　先端にバルーンが付いていて，30cm手前にもう1つ穴が開いています。バルーンを膨らませて，血流に乗せて進めると肺動脈の中に入っていきます。温度計のセンサーはバルーンの先端に付いています。30cm手前のルーメンから氷水を入れて先端で温度を検知すると，コンピューター解析して，心拍出量がわかります。先端はバルーンでウェッジさせれば，左心房の圧がわかる。

▶図8-25

心内圧	測定値（平均）	正常値	左室造影	測定値（係数）	正常値
肺動脈楔入圧（mmHg）	31/32 (28)	3〜15/3〜15 (2〜15)	全周性に高度収縮低下		
肺動脈圧（mmHg）	74/42 (55)	15〜30/3〜12 (25>)	拡張末期容量	171 (83)	
			収縮末期容量	119 (58)	
右室圧（mmHg）	67/19	15〜30/2〜8	1回拍出量（ml）	52	60〜130
右房圧（mmHg）	17/16 (16)	2〜8	駆出率（%）	30%	60〜75
大動脈圧（mmHg）	156/110 (129)	150>/60〜90 (70〜105)	冠動脈造影		
左室圧（mmHg）	137/18	90>/130>	異常なし		
心拍出量（心係数）（L/min/m^2）	5.3 (2.5)	4〜8 (2.5〜4.2)			
全身血管抵抗（dyne・sec・cm^{-5}）	1,722	950〜1,500			
肺血管抵抗（dyn・sec・cm^{-5}）	411	45〜100			

　この患者の計測値です。PCWPのa波31，v波32，平均が28。28は高い。肺高血圧（PA）もあります。74/42は高いです。平均圧は55です。平均圧で25mmHg以上が肺高血圧です。心係数が2.5で，低いです。
　左心房に負担がかかっているのです。左心室が悪いのです。収縮も悪い，拡張も悪いので，結果として左心房の圧が上がって，先ほど見た心電図にもX線写真にも左心房が悪いということが現れています。病歴上も血痰も出ていて，これは左房圧が高いからです。全部関連しています。
　病歴，身体所見，検査所見を総合して言うと，37歳の男性が，高血圧を基盤として，左心室が高血圧性の心肥大を起こし，時間の経過とともにだんだん左心室の収縮が悪くなっていく。拡

張も悪くなって，左心房に負担がかかり，肺高血圧症になって，感冒をきっかけとして血痰が出て心不全が急速に増悪したということです。もともとあった左心不全から両心不全を合併した末期心不全ということになります。これを治さなければいけません。

心不全の治療

磯部　治療のプリンシプルが書いてあります。この図はなかなか難しいので，C君が解説してくださいます。病態に基づいた治療をするということですから，何を指標にして，何が良くなっていくのか。どういう原則で治療するのかということをよく理解してください。

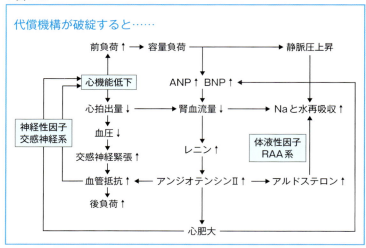

▶図8-26

学生C　まず整理すると，例えば高血圧などいろいろな原因で心機能が低下したときには，当然それを補おうとして代償機構が働いてきます。代償機構については大きく2通りあります。衰えてしまった心機能を回復させなければいけないので，交感神経系が働いて心拍出量を多くするという動きが出ます。次に，レニン-アンジオテンシン系が中・長期的に機能することによって，衰えてしまった心機能を正常に保とうとします。

これがずっと続けばいいのですが，例えば，心機能が悪い → それを補おうとして交感神経系とレニン-アンジオテンシン系が働く → また悪くなる → どんどん代償機構が働く，というふうに，それが悪循環で続きます。ずっと継続的な負担がかかり続けるわけです。したがって，その代償機構がいずれ破綻します。このような病態を心不全と定義しています。

図8-27は治療のフローチャートです。

治療としては，重症で末期の心不全ですから，いち早く症状の改善を図らないと亡くなってしまいます。図8-28にあるように，まずは全身の過剰な水分（循環血漿量）を減らさなければいけません。次に，ACE阻害薬を加えます。さらに，心機能の改善を目指すべくβ遮断薬を加えるということになります。

▶図8-27

心不全への治療介入

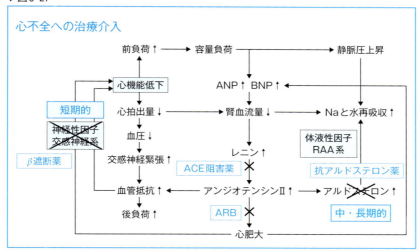

▶図8-28

治療の原則

(1) まずは症状の改善を目指す → 利尿薬による前負荷の軽減
(2) 代償機構の抑制を目指す → ACE阻害薬による後負荷の軽減
(3) 心機能の改善を目指す → β遮断薬による交感神経の抑制

▶図8-29

治療経過

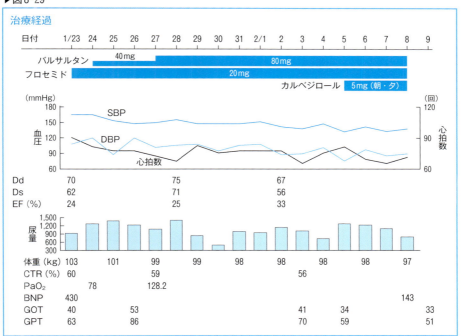

▶図8-30

フロセミド（利尿薬）

利尿作用による循環血液量の減少 → うっ血状態の改善，前負荷軽減

利尿作用を促進することによって循環血流量を減少させる，要するに肺などに血液がたまっている状態をなくします．それによって前負荷が軽減されます．

効果の指標ですが，体重が減少しています．それから図8-29で収縮期血圧（SBP），拡張期血圧（DBP）がかなり低下していることがおわかりいただけると思います．心臓に負担がかかることによって心室から分泌されるBNPが心不全のマーカーとして使われますが，これもフロセミドの投与によって著しく減少したことがわかります．酸素分圧（PaO$_2$）も基準値にかなり近くなりました．心胸郭比（CTR）は60%から56%に減っています．GOTとGPTは，肝細胞が壊れると上昇するものです．心臓に対する負担が軽減されて，肝臓に起きていたうっ血状態も改善方向に向かっています．

▶図8-31

バルサルタン（アンジオテンシンⅡ受容体拮抗薬）
　　アンジオテンシンⅡ受容体阻害によるRAA系抑制作用 → 後負荷軽減，線維化抑制
カルベジロール（β遮断薬）
　　アドレナリン受容体阻害による交感神経系抑制作用 → 心臓への過負荷軽減

残り2つの薬剤，バルサルタンとカルベジロールです．バルサルタンはRAA系を阻害し，また，後負荷を軽減します．フロセミドとバルサルタンの2つで症状が緩和された後に，あとは心臓を休めて自分で徐々に回復してもらおうということで，β遮断薬であるカルベジロールを加えるわけです．心臓を休めることによって，収縮力を回復する薬です．

その結果，Ddと書いてあるのは左室拡張末期径（LVDd），Dsは左室収縮末期径（LVDs），EFは左室駆出率（LVEF）をそれぞれ表していますが，全部改善方向に向かっていて，β遮断によって働いていなかった左心室が，ちょっとずつ回復に向かっています．

▶図8-32

補　足
・慢性心不全 → β遮断薬（カルベジロール）を選択　→ 心臓への過負荷軽減
・急性心不全 → 強心薬（ドブタミンなど）を選択　　→ 心収縮力の増強

最後に補足ですが，今回の患者さんは末期の慢性の心不全なので，β遮断薬を加えることによって心臓への過負荷を軽減しました．ただ，それが例えば急性のときには，心臓が十分働いていない，そのままだと亡くなってしまうという場合には，まず心収縮力を増強させないと改善しないので，β刺激薬を強心薬として加えます．

磯部　クリアでした．何かご質問がありますか？

生命体が海から陸に上がって，哺乳類になった過程で，レニン-アンジオテンシン系がなければ生きていけなかったのです．塩分の保持に必要なもので，魚は塩分が周りにあるけれども，人間は塩分を摂取して保持しないと生きていけません．立位するときに頭の血流をちゃんと保つために必要なホルモンです．交感神経系もそうです．ただ，それが過剰になることで心臓を悪くしているので，その過剰な部分を抑制しようというプリンシプルです．レニン-アンジオテンシン系を抑制する．過剰な反応を抑制します．

本症例の病態は

磯部　この患者さんについてもう1回まとめると、このようになります。

▶図8-33

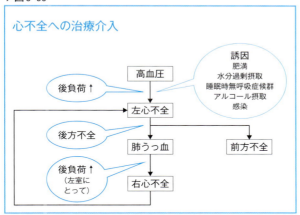

心不全への治療介入

　この人はいったん退院していますが、入院を2度か3度繰り返して、最終的には最近亡くなっています。40歳代で高血圧で死ぬのです。高血圧から心不全へという経過は、今お話ししたとおりです。別の誘因があります。今まで話題に出ていませんが、この人は体重が103kgです。心臓に悪いのはわかりますよね。あとはアルコールです。この人はビールを1日1L飲んでいました。覚えていますか？　心臓が悪い人は、ビール1Lで、あっという間に肺に水がたまるのです。

　それから今日は話題に出ませんでしたが、この人は睡眠時無呼吸症候群をもっていました。OSAS (obstructive sleep apnea syndrome) というのを聞いたことがありますか？　閉塞性です。この人は太っているので首が短かくて、睡眠時無呼吸症候群をもっていたのです。心不全の人はSASになります。そしてSASが心不全を悪くします。特にこういう体型の人に多い。閉塞性のSASをもっていると、これも心不全の原因になります。交感神経系がより過剰に働くからです。酒飲みで、感冒、感染を起こして、こういった誘因が高血圧心に働き、両心不全を起こして亡くなったわけです。

　最後に心不全のことを少しまとめましょう。

▶図8-34

心不全のタイプと症状

・収縮不全と拡張不全（機能による分類）
　　HFrEF (heart failure with reduced ejection fraction)
　　HFpEF (heart failure with preserved ejection fraction)
・低拍出性心不全と高拍出性心不全（需要と供給による分類）
・急性心不全と慢性心不全（経過による分類）
・右心不全と左心不全，両心不全（左右による分類）
・前負荷増加による心不全と後負荷増加による心不全

　ただし，個々の症例で分類の境界は不明瞭。進行した慢性心不全では特に

心不全にはいろいろな分類があります。今日お話ししたのは，収縮不全と拡張不全による低心拍出性心不全でした。拡張不全だけの人もいて，そういう人が増えています。敗血症性あるいは脚気衝心（beriberi），甲状腺機能亢進症，あるいは貧血，そういった病態は，高心拍出性の心不全になります。急性と慢性の分類，今日やった右心不全と左心不全の違い，前負荷増加，後負荷増加，それから今日はやりませんでしたが，血圧が突然200くらいに上がって急性左心不全になる方がいます。afterload mismatchといって，急性の後負荷です。このように，病態が人によって違うのです。これが組み合わせになったり，状況によって変わっていきます。

　病態が複雑であり，治療が進歩していることを反映して，心不全は分類がどんどん増えるので，学生はかわいそうです。僕らの頃は重症度評価といえばNYHA分類ぐらいしかなかったのですが，それに加えてKillip分類，Forrester分類，最近新しく加わったNohria-Stevenson分類，Clinical Scenario分類，さらに人工心臓の植え込みに関連した分類であるINTERMACS Profileがあります。NYHAとKillip以外は覚える必要はありませんが，知っていると診療の現場ではとても便利です。皆さんは現場で必要に応じて参照すればよいと思います。

　ちょうど時間です。有意義な80分を過ごしましたね。質問がなければ，これで終わります。

[2015年6月／3年生 循環器ブロック]

9 ケース：下腿浮腫

磯部　今日も症候中心に患者を診ることにしましょう。患者さんは実にいろいろな表現で体調の不良を訴えます。君たちはさまざまな疾患の知識を得ていますが，それぞれの疾患によくある，あるいは固有の症状を覚えるでしょう。例えば，心筋梗塞であれば胸痛，心房細動だったら動悸，房室ブロックだったら失神やめまい，といった具合だね。ところが，実際に病気になったときに患者が訴える症状は，常に千差万別です。症状そのものを訴えないことも珍しくありません。それはおそらく，症状そのものが異なることもあるでしょうし，同じ症状に対する人間の感受性が多様であることも関係するかもしれません。

　ただ，医師はその多様な訴えを理解するなかで，正しい診断に行き着かなければいけないのです。急性心筋梗塞の主訴の第一は確かに胸痛ですが，実は高齢者では心筋梗塞の主訴の1位は呼吸困難，2位が胸痛，3位は失神です。食思不振だけだったり，発汗だけ，急に元気がなくなっただけのこともあります。多様な訴えに対応するために，医師も幅広い感受性をもって症状や訴えを受け止めていかなければいけません。教科書的な，あるいはガイドライン的な判断が，個別の患者への対応に向かないこともあるのです。

　さて，今日の患者さんは「足がむくむ」「疲れる」と言って，私の外来を紹介なしで受診された女性です。下肢の浮腫，疲労感というのは，非常に捉えがたい症候です。疲れるという症状には，精神的なことや，気力，天候なども影響しますね。医師は訴えの本質を知り，疾患があるかどうかを突き止め，治療できるか，急ぐかどうかといった判断をしなければなりません。それでは，この女性の下肢に関する訴えの裏側に何があるか，突き止める手段を考えてみましょう。

▶図9-1

症　例：43歳，女性，クリーニング店受付
主　訴：両下肢の浮腫，倦怠感，易疲労感
既往歴：肺炎（26歳），子宮筋腫核出術（39歳），服薬（−），妊娠2回（正常産）
　　　　甲状腺腫（39歳）→手術，輸血歴（−）。機会飲酒，喫煙（−）
家族歴：高血圧；祖父母，弟。悪性腫瘍；父母（死亡）
現病歴：昨年11月頃より，咳・鼻汁を認めたため感冒薬を服用していたが，改善しなかった。その頃より足がだるく，むくみを自覚していた。同年12月末より，軽労作時の息切れと全身倦怠感を自覚。本年1月中旬より，階段の昇りが困難になり，易疲労感が増強した。下腿の浮腫も徐々に悪化した。症状の悪化時には，家内での歩行でもたびたび休息を必要とするようになったため，1月24日に当科外来を受診した。

　書いてあるのは患者の言ったままです。2カ月ほどの病歴ですね。感冒から始まっています。訴えの根幹は，疲れる，下肢が膨らんでだるい，ということですね。よく聞いてみると，労作時の息切れ，あるいは安静時の症状があることがうかがわれます。これから下肢の浮腫に該当する症状を訴える疾患を提示してもらいますが，極めて多様です。全身症状として捉えることも大変に大事ですが，そのなかにある局所的な症状に着目して詳細を見ることも，診断の早道になりま

す。さらに聞きたいことがありますか？
学生1　胸が痛いことはありませんか？
学生2　最近体重が変化しませんか？
学生3　食欲はどうですか？
学生4　気分が落ち込んでいたりしませんか？
磯部　そうだね，みんな大事な質問だね。患者の答えは，全部ネガティブですね。それじゃ，担当のA君にまず下肢浮腫について教えてもらおうね。

浮腫の鑑別診断と診断アプローチ

学生A　浮腫は頻度が高い症状で，さまざまな疾患で生じます。原因を鑑別する前に，身体所見でその状況をよく確認する必要があります。1つの分類は，圧痕性浮腫と非圧痕性浮腫です。多くみられる浮腫は圧痕性浮腫で，これは指で浮腫の部位を圧迫した後に圧痕が残る浮腫で，非圧痕性浮腫では圧痕が残りません。

▶図9-2

局所性浮腫と全身性浮腫

局所性浮腫
　炎症性：蜂窩織炎，熱傷，刺咬症
　血管性（静脈性）：静脈血栓症，上・下大静脈症候群，静脈瘤など
　リンパ管性：リンパ性浮腫，リンパ管閉塞
　外傷性：捻挫，骨折
　Quincke浮腫
　　・特発性血管性浮腫
　　・アレルギー性血管性浮腫
　　・薬剤性血管性浮腫
　　・遺伝性血管性浮腫

全身性浮腫
　心臓性：うっ血性心不全
　肝性：肝硬変，門脈圧亢進症
　腎性：急性糸球体腎炎，ネフローゼ症候群，腎不全
　内分泌性：甲状腺機能低下症，Cushing症候群
　妊娠性：正常妊娠，妊娠高血圧症候群
　栄養失調（障害）性：吸収不良症候群，悪液質
　薬剤性（NSAID，血管拡張薬，ホルモン，甘草）
　特発性浮腫

　もう1つの分類は，浮腫の分布です。局所性か，全身性かです。全身性浮腫では，通常は体の低い部位，立位や座位であれば下肢中心に浮腫が生じます。原因疾患によっても，中心となる部位が異なります。いずれにしても，病歴と身体所見が，原因となる疾患を考えるうえで非常に重要です。それぞれの原因によって，比較的特有な病態や検査所見が得られます。
　次の図は全身性浮腫の疾患頻度と臨床的重要度を並べたものです。

▶図9-3

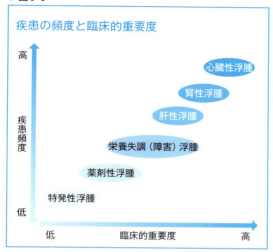

▶図9-4

必要な問診事項
・発症時期・様式・経過 　どこが，いつ，どのように，どうするとよくなるか……持続，頻度，日内変動，妊娠，月経周期との関連 ・発症の誘因 　浮腫を生じるきっかけはなかったか……過剰な水分摂取，輸液，薬物服薬など ・随伴症状 　体重増加，尿量の変化，発熱，発汗，疼痛，動悸，呼吸困難，起座呼吸，食欲不振，下痢，嘔吐 ・既往症など 　心・腎・肝疾患，および内分泌疾患，高血圧症，癌 ・生活習慣・常用薬 　飲酒，薬物 ・家族歴

　まず，患者さんの話から症状を聞いていくことが診断の早道です。病歴聴取については，ブロック授業のはじめのほうで磯部先生から詳しく教えていただきました。症状について直接質問的に詳しく聞くポイントは，スライドにあるとおりです。症状の7項目としてよく言われるのは，部位，性状，症状の強さ，出現する状況・持続，経過，影響する因子，随伴症状などです。その場で個別に対応することが大事です。一方，この患者さんの浮腫は下腿に限局しています。この患者さんで必要な病歴は以下のとおりです。

▶図9-5

この患者さんの局所性浮腫の鑑別に必要な病歴
1. 足がむくむ場所は？ 2. 痛みは伴わないか？ 3. 最近体重の変化は？ 4. 胸痛，背痛等の症状は？ 5. 息切れに関して，起座呼吸は，呼気延長は，夜間発作性呼吸困難は？ 6. 本人の解釈モデルは？

炎症性やリンパ管性では非圧痕性浮腫になることが多いそうで，やはり病歴の聴取が重要です．癌の手術後に多い浮腫です．Quincke浮腫は病的意義が少なく，ほかの原因疾患を除外して診断されることが多いそうです．

磯部　よくわかりましたね．ということで，鑑別の第一は，まず病歴です．浮腫について，それから息切れについて，患者からお話を聞きました．息切れ・呼吸困難の鑑別の要点は，前の授業で詳しくやりました．その結果わかったことは，次のパネルにまとめてあります．

▶図9-6

再聴取で得た症例の病歴の特徴
・直接質問を交えて自由に病歴を語ってもらうと，症状は2カ月前の感冒に始まっている．
・感冒が治まった後につらかったのは，両足のだるさだった．だるさには左右差があり，特に左足がつらかった．ときに歩行時に痛みを伴うこともあった．両足，特に左足が太く，むくみが強かった．マッサージをしてもらうとかえってふくらはぎが痛くなるため，やめた．
・数日前からのエピソードとして，全身の倦怠が強くなった．歩行などの軽労作がつらい．すぐ息が上がってしまい，どうやら疲労感の根幹は，足の症状と息切れのために日常動作がままならないことを表現しているようである．
・足が痛いことについては膝が悪いのではないかと考え，整形外科を受診予定であった．
・上記情報から，易疲労感という訴えから想起する代謝疾患・内分泌疾患・感染症や膠原病などの慢性炎症性疾患などの全身性疾患よりも，まず下肢や呼吸・循環系に絞ったアプローチが必要であると考えられた．

それでは身体診察に進みましょう．まず，浮腫を念頭にして行うべき身体診察のポイントについて，A君から講義していただきます．

学生A　浮腫の鑑別に必要な身体診察のポイントです．

▶図9-7

身体診察のポイント

バイタルサイン
　・血圧：低血圧（ショック状態の有無），高血圧性臓器障害を鑑別
全身状態
　・体重・尿量：変化の有無
　・皮膚：色調，腫大
頭頸部
　・顔面：眼瞼や口唇などに出やすい（急性腎炎など）
　・結膜：貧血や黄疸の有無
　・頸部：甲状腺腫の有無，頸静脈の怒張または虚脱を確認
胸部
　・聴診で心拡大・肺水腫・胸水を診断
腹部
　・打診・触診で肝脾腫・腫瘤・腹水の確認
四肢
　・浮腫の症状（圧痕の有無），部位（全身性か局所性か）を確認，圧痛，発赤

腎性浮腫では顔面主体に浮腫が生じます。慢性の浮腫では，体重の変化や尿量の変化が重要です。また，下肢が中心の浮腫では，まず左右差がないかどうか，圧痕性か非圧痕性か。炎症性の場合は，疼痛・発赤・腫脹を伴います。それから比較的頻度の高い心臓性・肝性の場合は，それに応じた聴診・触診上の所見がみられます。

▶図9-8

```
症例の身体所見のまとめ
    バイタルサイン                    顔面・頸部・皮膚
    呼吸数：30回/分（基準値15～20）      口唇：チアノーゼ（＋）
      → 頻呼吸                      頸静脈怒張（＋）
    肺の所見                         手指：チアノーゼ（＋）
      coarse crackles（－）        下肢の所見
        → 呼吸運動による異常呼吸音なし    左右下腿に圧痕性浮腫（右≪左）
        （一般的にはcoarse crackles）  浮腫は大腿に及んでいる
    Ⅱ音肺動脈成分の亢進                左下腿の腫脹，発赤，圧痛
      → 急性肺高血圧症を示唆            下腿周囲径：右46.5cm，左48.5cm
    Ⅲ音（－），心雑音（－）               → 左足に炎症
```

磯部　この人の身体所見のまとめだね。呼吸の症状，心臓の所見，頸部の所見，手足の所見と多彩ですね。君たちは身体診察の陽性所見に目をとられると思いますが，実は疾患を鑑別していく過程で重要なのは，むしろ陰性の所見です。ですが，陰性という判断は，非常に難しいのです。特に聴診や触診の所見などは，考えて慎重にとらないと，見落とすことが珍しくありません。訓練も必要ですが，考えて所見をとる習慣も大事です。

　　　この人の足の所見，爪や口唇のチアノーゼ，頸静脈の所見，心臓の聴診所見は，どのように連関しているんでしょう？　考えてみよう。

▶図9-9

```
Problem list : 43 y.o. female with left leg edema and dyspnea
    Subjective                  Objective
    ・dyspnea on exertion         ・tachypnea
    ・general malaise             ・cyanosis
    ・dullness of the left leg    ・jugular distension
                                 ・accentuated P2
                                 ・swelling and reddening of left leg with tenderness
```

自覚症状と他覚症状をまとめたリストだね。英語で示しました。problem listと言います。患者を診るときは，常に問題点を整理し，立ち止まって情報の整理をすることが必要です。さらにどのような情報が必要なのか，どのような検査をするのか，が見えてきます。

　病歴と身体所見をまとめて，異常所見はなるべく統一的に捉えるという態度が大事だね。この人は，肺に問題がある，それとは別に心臓に問題があって，また別に足にも異常がある，という考えはだめです。基本はまず，統一的に異常を連関させて考えることです。

　この患者の問題は，深い病歴聴取と丁寧な身体診察でかなり明らかになってきました。2カ月の経過での，左下腿を主体とする炎症性の腫脹。自覚症状の主体は易疲労感ではなくて，比較的急性に発症した呼吸困難であることがわかりますか。さらに頸静脈の怒張やⅡ音の亢進は，急性の循環の異常を示唆していることを考えなければいけません。

そこで，まず局所性浮腫を中心に鑑別を考えていきましょう。

▶図9-10

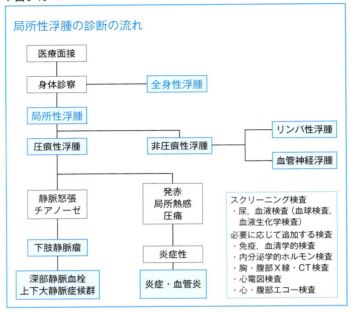

鑑別診断は常に，急ぐか，急がないかという観点で考えます。特に，我々の循環器内科には，極めて急ぐ疾患，それほどではないが急ぐ疾患，急がない疾患が混在して来診します。診療するうえで，常に時間の要素を頭に入れてください。この患者さんはどうでしょうか？ 訴えは，むくみ，疲れやすい，足がだるい，といった不定愁訴的な非特異的なものですね。でも私は，患者さんが診察室に入ったときから，待つことができない症状と捉え，緊迫感をもって相対しました。理由は顔色の悪さと，呼吸の切迫感です。

▶図9-11

急性に呼吸困難をきたす疾患

・喘息	・急性呼吸促迫症候群
・肺炎　　○	・心不全　　　　◎
・胸膜炎　○	・急性心筋梗塞　○
・気胸	・過換気症候群
・血栓塞栓症　◎	・神経筋疾患

呼吸困難から挙げられる疾患は図9-11のとおりですが，さらに頸静脈怒張とⅡ音の所見から右心不全があると仮定すると，○を付けた疾患が特に疑わしいということになります。さらに◎を付けたように下腿浮腫を関連づけて考えると，静脈炎・深部静脈血栓を原因として発症した肺血栓塞栓症が疑わしく，同じ理由で心不全も否定できません。いずれも治療には緊急性を要する疾患であり，生命予後に関わる重大な疾患です。治療法もそれぞれに特異的な方法があり，急いで診断する必要があると判断できます。

▶図9-12

> **検査を行うにあたって大事なこと**
> ・検査は必要最小限にする。
> ・優先順位を考える。
> ・患者の負担を考える。
> ・感度・特異度，侵襲性を考える。
> ・検査値が陽性になった場合，陰性になった場合，それぞれどう対応するかを考えてから行う。
>   必要性の薄い検査をやみくもに行うと，鑑別診断の数は増加する。
>   正しい診断に行き着けないだけでなく，患者・社会（医療経済，病院）に負担をかける。
> ・陽性所見が予想されるからという理由で行ってはいけない。

　鑑別を踏まえて，検査を選択します。基本的に非侵襲的で必要性の高い検査を選択することになりますが，それはあくまで原則です。スライドにあるとおりです。優先度は，必要性の順になります。どんな検査でも，偽陰性は宿命です。偽陰性や偽陽性が多い検査は，スクリーニングには向きません。このような検査は，行えば行うほど鑑別診断の数が増えていくことになります。我々はこれまで，医療コストのことを考えずに，患者に最善の診療をすることだけを考えていました。そういった時代は，残念ながら終わっていると言わざるを得ません。

▶図9-13

> **診断のため行うべき検査**
> ・血液検査・尿検査　　・動脈血ガス分析
> ・胸部X線撮影　　　　・12誘導心電図
> ・胸部造影CT　　　　・下肢造影CT
> ・下肢血管エコー　　　・換気血流シンチ　　など

　さて，この患者です。緊急の対応が求められる疾患であることが予測されています。この時点で，先の鑑別診断を詰めていくために必要な検査を考えていこう。
　複数の検査を指示する場合は，順番が必要です。診断的価値が高く，できれば侵襲度の低い検査がよいでしょう。診断のためにやむを得なければ，侵襲度の高い検査も視野に入れます。外来で直ちに行うべきなのは，血液（血算，生化学，凝固系），胸部X線，心電図です。これらを確認しながら，診断確定のため，心エコーと胸部・下肢造影CTを行いました。以上の検査で診断が確定したので，表の下2つの検査は救急では行っていません。B君に，検査の結果と意味を教えてもらいましょう。

■ 血液検査・血液ガス検査

学生B　それでは，血液検査所見と動脈血ガス所見についてお話しします。

▶図9-14

> 血液検査・血清学検査所見
> ・WBC 9,550
> ・好中球（桿状核球＋分葉核球）77.3%
> ・CRP 0.68，ALP 498，γ-GTP 208，GOT 70，GPT 96
> ・PT-INR 1.02，aPTT 27.6秒，D-dimer 21.8

初診時に外来で行われた，一般的な血液検査です．一般の血液検査で目立つのは，全身の炎症所見です．好中球の軽度の左方移動を伴った白血球数の増加，CRPの軽度上昇があり，炎症があることが推察されます．ただ，これらの血液検査は，肺炎があるのか，足の静脈炎なのかについては診断することができません．それから，AST (GOT)，ALT (GPT)，γ-GTP，ALPは，いずれも肝機能を反映する検査値です．磯部先生のお話では，頸静脈が怒張して，右心系のうっ血があることを考えると，肝臓のうっ血を反映しているのではないかとのことでした．その場合は，時間の経過，治療の経過とともに変化していくことから，原因診断が可能となります．

凝固線溶系ですが，PT-INRはプロトロンビン時間で，外因系の凝固能を，aPTTは活性化部分トロンボプラスチン時間で，内因系の凝固能を主に反映する検査です．いずれも，凝固能の低下しているときに延長します．このケースでは正常でした．一方，D-dimerは，フィブリンがプラスミンで溶解された結果産生されるFDPに含まれる成分です．この人は，かなりの高値になっています．できた血栓を溶解している，すなわち血栓傾向があることを示すデータです．

▶図9-15

動脈血液ガス所見（カッコ内：正常値）
・pH 7.50 (7.36〜7.44)　　　・TCO$_2$ 23.2
・PaCO$_2$ 28.7 (35〜45)　　　・BE 0.4 (−2〜2)
・PaO$_2$ 57.4 (80〜100)　　　・SAT 92.0 (94〜97)
・HCO$_3$ 22.4/補正後25.0 (22〜26)

血液ガスについては，生理学の授業でも聞いたことがあります．病態によってパターンをとって変化します．この患者さんは表のように，目立つのは低酸素血症の所見で，同時にpHの上昇，PaCO$_2$の低下です．このアルカローシスの原因について考えてみたいと思います．

血液のpHは，通常は7.4前後に厳密にコントロールされています．それはCO$_2$の量と酸性に引っ張る代謝産物のバランスで決まってくるものですから，変動の原因は非常に重要です．

この患者さんでは，呼吸困難があって呼吸回数が増加していました．つまり，患者さんの呼吸機能に問題が生じて低酸素血症が出現しています．低酸素血症を代償するため，過換気状態となって，血中からCO$_2$が飛んでいったものと考えられます．低二酸化炭素血症による呼吸性アルカローシスが起きていると判断できます．一般的には，呼吸性アルカローシスはほとんどが過換気に関連して起きると考えられます．ただ，アスピリン中毒や中枢性に起きる特殊な病態もありますので，よく勉強しておいてください．

磯部　とても明快な説明で，よくわかりました．一般の救急診療や病棟診療では，呼吸性アルカローシスが深刻な事態であることはあまりありません．呼吸を落ち着かせて，原因を治療することで解決することがほとんどですね．また，肺疾患に伴ってよくCO$_2$がたまって，高二酸化炭素血症と呼吸性アシドーシスが起きると理解することが多いと思います．COPDや間質性肺炎などで肺がびまん性に傷害されたり，換気障害が原因の呼吸不全ではそのようになりますが，肺血栓塞栓症や心不全などでは逆のことが起きることを覚えておいてください．

■ 心電図

磯部　心電図も心血管疾患を中心に非常に情報量の多い検査ですね．この患者さんでも際立った異常が見つかっています．C君の講義をうかがいましょう．

▶図9-16

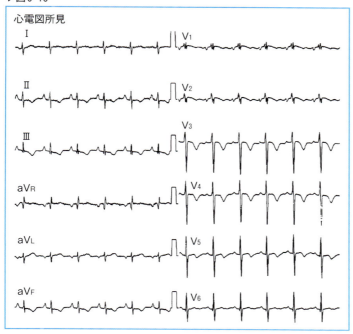

学生C　心電図の所見を順番に読んでいきましょう。まず，リズムです。P波が規則正しく出ていますので，洞調律ですね。ただ，心拍数が103/分ですから，洞頻脈です。次に電気軸ですが，Ⅰ誘導でR波とS波がほぼ同じ高さなので，軸はほぼ90°になります。正常範囲ですが，かなり右軸偏位に近いといってよいと思います。

▶図9-17

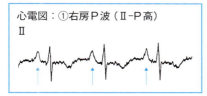

　図9-17はP波の波形です。Ⅱ誘導のP波を見ると，かなり尖っています。右房P波の所見です。
　図9-18胸部誘導のQRSの波形に注目してください。V₁でrsr型ですね。V₆は異常に深いS波がみられます。右脚ブロックのパターンです。QRSの幅は広くなさそうなので，不完全右脚ブロックとなっています。
　肢誘導に戻りますが，図9-19ではⅠ誘導のS波と，Ⅲ誘導の小さなQ波，それにT波が陰転しています。この所見は，合わせてS₁QⅢTⅢ，McGinn-White signともいわれる急性肺血栓塞栓症に特徴的な所見で，急性に右心室に圧負荷がかかったときの心電図所見です。
　さらに，図9-20の胸部誘導のT波にも特徴的な変化があります。通常，T波はV₁（ときにはV₂も）を除いて上向きが正常の所見です。この人のT波は，V₁だけでなく，V₅くらいまでずっと陰転しています。これも右心室の拡大を表す所見です。

▶図9-18

心電図：②rsr波（V₁のM型）＆深いS波（V₆）

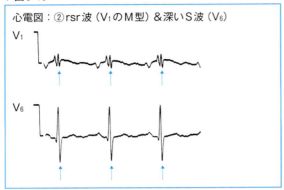

▶図9-19

心電図：③右軸偏位，S₁Q₃T₃（McGinn-White sign）

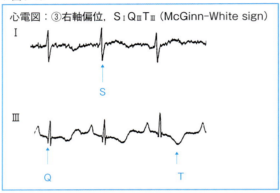

▶図9-20

心電図：④胸部誘導の陰転T波（V₁〜V₅）

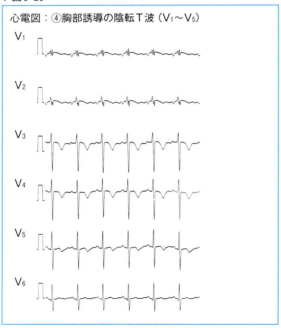

▶図9-21

心電図診断
1. 洞頻脈
2. 右房P波
   → 右房負荷
3. rsr波（V_1のM型）&深いS波（V_6）
   → 不完全右脚ブロック
4. 右軸偏位，$S_I Q_{III} T_{III}$（McGinn-White sign），胸部誘導の陰転T波（$V_1 \sim V_5$）
   → 急性右室負荷

　以上の心電図所見をまとめると，図のような診断になります。心電図上は，急性に右心室に圧負荷がかかった状況です。呼吸の状態を反映して頻脈になっていると考えることもできると思います。

磯部　満点の答えだね。そうすると，このような病態をきたす最も一般的な疾患はなんですか。

学生C　はい，急性肺血栓塞栓症だと思います。

■ 胸部X線写真

磯部　胸部のX線写真です。際立った所見がありますが，わかりますか？

学生5　心臓が大きい。

磯部　心臓，確かに大きいね。CTRは70％くらいありますね。心臓が大きいと思ったときには，心臓のどのチャンバーが大きいか考えます。心臓のシルエットだけ追っていてはだめだよ。第何弓が大きいかな？

学生1　右2弓と左4弓。

▶図9-22

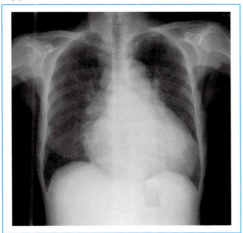

磯部　そうだね。そうすると心臓のどのチャンバーが大きいと思う？

学生2　右心房と左心室。

磯部　うーん。右2弓の拡大は，右心房の拡大で間違いないね。左4弓は左心室だろうか？ 解剖を思い出してください。左4弓は右心室と左心室が重なっています。どちらかが大きくても，両方大き

くても左4弓は拡大します。どちらが大きいかは，側面の撮影をすれば確実です。この人の4弓は，まず右心室を考えるべきだね。病態も念頭に置いて判断するのです。それに，左心室と右心房が大きいとすれば，たぶん左心房と肺血管陰影の増強も伴うことが予想されるよね。そういう所見がみられないことも，右心室が拡大していることを示唆しているね。X線写真1枚読むときも，その人の病態を考えながら総合的に判断することが大切だよ。

　ということで，今日はむくむ，疲れやすいというよくわからない訴えで来られた患者さんが，トップクラスの緊急の重症疾患であることがわかりました。客観的な情報収集と，それに基づいたロジカルな判断が大切です。それでは，本日の患者の症状を起こしていた基本病態である肺高血圧と肺血栓塞栓症，深部静脈血栓症について勉強しましょう。

　肺高血圧症は，その経過から慢性と急性に分かれます。慢性の肺高血圧症については病態解明が進み，分類が変わって，治療も大変に進歩してきているので，とても大事な疾患です。また別の機会に勉強しましょう。

肺血栓塞栓症の診断

磯部　さて，急性の肺高血圧症の原因のほとんどは肺血栓塞栓症であり，さらにそのほとんどは下肢や骨盤内の静脈内に発生した深部静脈血栓が肺に飛んで，肺動脈を閉塞することによって発症するものです。

▶図9-23

> **肺血栓塞栓症**
> 病態
> 　血栓塞栓子が肺動脈を閉塞する疾患である。急死に至る症例から，再発を繰り返しながら増悪していく症例まで，さまざまな臨床病型がある。
> 臨床症状
> 　自覚症状は呼吸困難，咳，痰，胸背部痛，易疲労感，動悸，失神など。

　症状は典型的なものでは呼吸困難・咳・胸痛などですが，比較的非特異的な症状が多い疾患だと思います。今日の患者さんも労作時の息切れでしたが，足の症状以外，胸痛など胸部の症状を訴えませんでしたね。急性に発症する場合が多く，失神も比較的よくみられる症状です。この患者さんのように，数日の経過で悪化する人も珍しくありません。この人はおそらく，小さい血栓が飛ぶことを繰り返して，数日前に大きなものが飛んで閉塞が強くなったのではないかと予測されます。とにかく，いろいろな経過のある疾患なので，鑑別はときに大変難しいことを知っておいてください。

　深部静脈血栓症は，Virchowの三徴といわれる原因があって発症します。そのあたりの原因について勉強しましょう。

■ 血栓の三要素（Virchow）

磯部　皆さんは病理学で，Virchowの三徴という概念を習ったと思います。Virchowは偉大な病理学者で，現代医学で解明されつつある静脈血栓の発症メカニズムを100年以上前に正確に推定しています。

▶図9-24

血栓の三要素（Virchow）

血管内皮の障害
・血栓性静脈炎
・膠原病
・外科手術
・抗癌剤や造影剤の静注

凝固系の異常
・先天的異常
・後天的異常

血流のうっ滞
・長期臥床
・妊娠
・肥満
・カテーテル検査後の止血操作

　Virchowは血栓症の原因として，①血管壁の異常，②血液成分の異常，③血流の異常の3つを挙げました。100年以上前の学説ですが，正しいことが証明され，現代医学の言葉で翻訳することができます。血管壁の異常とは，血管内皮の異常です。主として炎症であり，ほかにも血管障害をきたすさまざまな原因が知られています。血液成分の異常とは，すなわち凝固線溶系の異常です。血流の異常は，Virchowの指摘そのままです。それぞれ，日常に経験する血栓症の原因となります。

▶図9-25

凝固系の異常：先天性異常
・アンチトロンビンⅢ欠損
・プロテインC欠乏症・異常症
・プロテインS欠乏症
・高ホモシステイン血症
・低プラスミノーゲン血症

▶図9-26

凝固系の異常：後天的要因
・多血症
・脱水
・高齢
・妊娠・出産
・悪性腫瘍
・抗リン脂質抗体症候群
・経口避妊薬（エストロゲン製剤）

　凝固線溶系の異常には，先天性の異常と後天的な異常があります。粘稠度の増加，線維素溶解（線溶）活性低下，血液凝固因子の増加が挙げられます。凝固系が亢進する疾患でよくあるのは，先天的な凝固制御因子の異常による血栓症です。一般人口でも1％前後の罹患率がありますが，深部静脈血栓症の患者でははるかに高率です。

　生理的にも血液の粘稠度が増すのは，脱水ですね。高齢者や妊娠・出産時，極端な高脂血症においても，凝固能が亢進することがあります。疾患との関連では，SLE（全身性エリテマトーデス）などの膠原病に合併することがある抗リン脂質抗体症候群が挙げられます。多血症もそうです。そのほかに多いのは，薬剤による凝固能の亢進です。エストロゲンを含む経口避妊薬が有名で，頻度も高いです。最近は避妊以外の目的でもピルが使用されますので，注意が必要です。低用量ピルになってから深部静脈血栓症の頻度は減っていますが，それでもまだあります。

　肺高血圧症と肺血栓塞栓症は，頻度の高い疾患ですし，死に至ることもあり，また後遺症を残して不自由を余儀なくされる人も多い病気です。医師が処方する薬が原因になることもあります。治療法も開発されていますし，ぜひ疾患の病態と原因を知っておいてください。

■ **検査と治療**

磯部　最後に，この患者さんの検査結果や，その後の経過をお話ししておきましょう。

▶図9-27

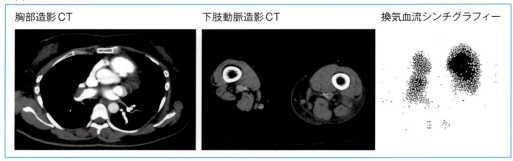

胸部造影CT　　　　　　　下肢動脈造影CT　　　　　　換気血流シンチグラフィー

　この疾患を疑ったときに行うべき検査は，造影CTによる血管造影です．特に，肺動脈を中心とした造影と，下肢から骨盤の静脈を中心とした造影を見る必要があります．左の写真では，胸部で肺動脈に血栓があるのが見えますね．真ん中は下腿の造影CTです．左足が太いですね．中央を走る大腿静脈の中に，黒い欠損像が見えますね．これが静脈血栓です．

　全例に行われるわけではありませんが，血流シンチグラフィーもあります．血流に不均一なところが出てくるのが特徴です．一番右がこの患者さんの血流シンチです．右上肺野，左下肺野に欠損しているところがあるのがわかりますね．

　この3つの画像検査で深部静脈血栓による肺血栓塞栓症と確定診断ができます．

▶図9-28

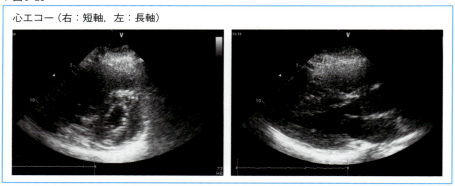

心エコー（右：短軸，左：長軸）

　もう1つの大事な検査が，心エコーですね．急性に肺動脈が閉塞・狭窄すると，右心室の内圧が上昇します．そうすると，右心室が拡大し，左心室を圧迫するようになります．スライドのように，左心室は扁平化して，ひどくなると三日月のような形になります．アルファベットのDに似ているので，D-shapeと言います．

　図9-28はこの患者さんのエコーです．左が短軸像，右が長軸像です．右の長軸像で見ても，上方に位置する右心室が大きくなって，心室中隔を圧排している様子がわかります．

▶図9-29

> 症例のその後の治療経過
> 1. 弾性ストッキングの着用
> 2. ヘパリンの投与 → ワーファリンに変更
>   ワーファリン以外にXa阻害薬（リバーロキサバン，アピキサバンなど）が使用される。
>
> 再度の病歴聴取で，経口避妊薬の服用歴が明らかとなった。

　患者さんの治療に触れておきます。まず大事なのは，循環動態と呼吸の管理です。酸素を投与し，重症例では挿管しての呼吸管理が必要になります。血栓症に対する治療でまず行うのは，抗凝固療法です。即効性点滴薬であるヘパリンを開始して，経口薬に変えていきます。経口の抗凝固薬は，以前はワーファリンしかありませんでしたが，最近は凝固因子Xaの阻害薬や抗トロンビン薬が使われるようになりました。原因と重症度にもよりますが，抗凝固薬は半年以上継続して使用します。

　下肢静脈に可動性のある血栓を認めた場合には，下大静脈に血栓をトラップして肺への塞栓を予防する目的で，フィルターを入れることもあります。こういった最新の治療は，また別の機会にお話ししましょう。治療についてはまだまだ発展途上と言ってよく，皆さんが医師として活躍する頃には大きく変わっている可能性も高いですね。

　この患者さんは，肺塞栓については比較的経過が良く，ヘパリンとワーファリンを使って治療して，2週間ほどで退院しました。入院後によく病歴を聞いてみると，避妊目的で経口避妊薬を内服していることがわかりました。よくご説明して中止してもらいました。

*　　　*　　　*

磯部　今日の授業はここまでです。足のむくみを訴えて来られた患者さんですが，実は重症の急性疾患であることがわかりました。詳細に病歴を聞くこと，身体所見を正確にとることが大切であることがおわかりいただけたでしょうか。心電図，X線写真，血液など基本的な検査所見を精密に把握する，理屈を考える，病態を考えることで，正確な診断に近づくのです。そのロジックを学んでください。

［2016年6月／3年生 循環器ブロック］

10 診断プロセスのロジック
—反復する胸部圧迫感を訴える45歳，女性の診断

磯部　皆さん臨床医になるのですね？　良い医師になりたいですよね．良い医師になるために必要な資質って，何だと思いますか？

学生1　論理的に考える．

学生2　ちゃんと診断できて，治療するという普通のことができる．

磯部　間違えずに普通のことができるための資質は何か，ということを聞いています．

学生3　ある症状を言ったときに，最初から「これだ」という感じで診断を決めつけてかからない．

学生4　診断するために，どのような情報を集めればいいのかを判断して，それを集められる．

磯部　みんな同じ答えだな．患者の心を思う気持ちとか，そういうのはないの？（笑）

学生1　それもあると思いますけれども，患者さんの何が問題なのかということを考えて，その問題を解決するために何が必要か，というふうに考えていく論理が必要なのかなと．

学生5　臨床医学だけでなく，基礎医学もよく理解していること．

磯部　それは資質というより，知識の内容だよね．必要な資質を涵養するには，それぞれ何であれ，まず目標をもつ，自分に足りないものを認識する，目標に応じてどう学習するか，病棟実習をどういうふうに過ごすか，ということで決まるんじゃないか？　臨床医としての資質を涵養するプログラムなんて，ないんだよ．カリキュラムに書いてあるプログラムは表向きです．

　そういったことも念頭に置いて，この症例を勉強しましょう．今日は考えて発言することが勉強です．君たちの発言次第で，出てくる情報も結末も変わるよ．

▶図10-1

症　例：Aさん，45歳，女性．
主　訴：胸部圧迫感と呼吸困難．本年1月より外来で糖尿病の管理（食事療法）を受けていた．外来で行った心電図，胸部X線，心エコーとも異常を指摘されたことはない．糖尿病は徐々に増悪し，3月にはHbA1cが8.5と上昇した．糖尿病の精査・治療のため，当科へ入院を勧められていた．
　　　　5月4日，いつものとおり焼酎を飲み就寝．5月5日午前3時，突然，胸部圧迫感と呼吸困難を自覚して目が覚めた．30分ほどで消失したため再び就寝したが，起床後も同様の圧迫感と呼吸困難を3回ほど認めたため，14時30分に救急車にて当科救急外来受診．
家族歴：母に高血圧と脂質異常症．
既往歴：妊娠4回，人工流産2回，新生児死亡あり．45歳のときに子宮筋腫．
生活歴：喫煙；20本／日（25年），飲酒；焼酎500 ml／日（25年）．最近はビール2本／日．

患者の訴えから病歴へ

磯部　これは病歴ではありません．救急車を降りてきた本人と同乗の家族が申告したという，それだけ

の情報です．現病歴は君たちがつくるものですから，必要なことを要領良く聞いてください．

学生1　痛みは現在も続いているのかどうか．

磯部　そうですね．患者の訴え，患者がどういう言葉を使って，どういうふうに表現したかがすごく重要です．この患者さんは一言も「痛い」とは言っていないのに，あなたはもう先入観で「この人は虚血性心疾患じゃないか」ということが頭に来てしまって，胸部が圧迫されるという症状を勝手に「胸痛」に置き換えてしまったのです．そこから誤診が始まっていきます．先入観をもって病歴を聞くと，それに対応する病歴ができあがる，ということはよくあります．患者の訴えを大事にしてください．

　　　　胸部圧迫感は圧迫感．「痛いですか？」と聞けばいいのです．……この人は，胸は痛くありません．胸が苦しいという圧迫感だけの症状です．

学生1　このような症状は，以前もありましたか？

磯部　今朝方，はじめて起きた症状です．

学生2　どのあたりが圧迫されているように感じますか？　広い範囲なのか，それともこの辺がぐっと押されている感じなのか．

磯部　その質問もとても大事です……前胸部全体．なんとも言えない胸部全体の苦しさ，圧迫感ということです．限局性も放散もない．

学生3　呼吸困難があるということですけれども，座っているときと寝ているときとで，違いがありますか？

磯部　起きても楽にはならない．姿勢に関係なく苦しかったと．

学生4　3回とも30分程度で消失したのですか？

磯部　時計を見て計っていたわけではないので正確なことはわかりませんが，だいたい15分，20〜30分，それぐらいで自然に治まったそうです．

学生4　3回というのは何時頃にですか？

磯部　午前中に3回ぐらい．最初は明け方の3時．

学生5　今，何か苦しいとかはありますか？

磯部　救急車で来たときの現在の症状を確認することは，とても大事です．この人は，来院時は症状がないのです．けろっとしている．救急車が来た頃には良くなっていたけれども，心配なのでそのまま来ました．

学生5　動悸があったとか，そういうことはないですか？

磯部　この人は動悸を訴えてはいません．

学生5　圧迫感は，体勢を変えたり呼吸をしたりで，変化はありましたか？

磯部　どのような姿勢でも，呼吸でも，苦しかった．症状はあまり変わらなかったそうです．これは大事な質問だね．

学生5　呼吸困難というのは，呼吸がしづらいのか，それとも，上のほうに何かが詰まっているような感覚？

磯部　何かが詰まった感じではないです．……だったら，そう言うよね．

学生2　冷や汗とかは？

磯部　冷や汗をかくくらい苦しかったそうです．

学生1　薬は何か飲んでいますか？

磯部　この人は婦人科の外来に通っていて，今は鉄剤をもらって飲んでいます．それだけです．

病歴を知る目的は？

磯部　A君，現病歴は何のためにとるの？
学生1　まず，正確な診断に至るため。
磯部　正確な診断に至るためのプロセスとして，現病歴を聞くことの意義は何だろう？
学生1　時間経過とともに症状の経過を聞いていくことで，原因についてかなり推定範囲を絞ることができる。
磯部　範囲を絞る作業を何て言う？
学生1　鑑別。
磯部　そうだね。鑑別とは何かというと，鑑別診断名を挙げることではないのだよ。鑑別というのは，この患者の何が問題で，どういう病態であるかを把握するプロセスのことです。出てくるのは，具体的には病名であったり，病態名であったり，症候名であったりでいいのです。身体所見も検査もそうです。みんな鑑別です。
　鑑別のアウトカムとして病名や病態なりを挙げてくるけれども，その場合，どういう観点で挙げてこなければいけないの？ 大事な視点は何？
学生2　頻度と重症度，病歴などを聞いて，どれだけ確率が高いか。
磯部　いいね。Bさん，重症度には2つ要素があるのですけれども，何だろう？
学生2　緊急性と……
磯部　緊急性，急いで診断することによって患者のアウトカムが変わる疾患だね。それから？
学生2　あとは，死亡してしまうかどうか。
磯部　そういうのを重大性というね。放っておくとアウトカムに関わる。例えば，癌なら，別にその場で急いで見つけなくてもかまわないけれども，見落とすと困るでしょう？ だから大事だよね。鑑別に大事な視点は，頻度，緊急性，重大性の3つなのです。

▶図10-2

鑑別を考えるときの要点
- 頻度（シマウマ探しをしてはいけない）
- 緊急性（急いで診断をしないとアウトカムが変わる疾患がある）
- 重大性（急がないが，見逃してはいけない疾患）
- 時間軸（すべての医学情報は時間とともに変化する）
- 蓋然性（そもそも症候を説明できる疾患）

　それに加えて僕が君たちに教えたのは，時間の軸を考えること。ものを1断面で考えてはだめです。もちろん患者の訴えや症候を説明できるという，蓋然性が高いことが前提です。

■ タイトルをつけてみよう

磯部　そうすると，この人はこれだけの情報で，鑑別すべき疾患や病態はかなり絞られているのです。まず，キーワードを挙げていこう。タイトルをつけてごらん。ここまででわかった範囲で，どういう患者ですかと言われたら，二言，三言で何か言える？
学生4　胸部圧迫感，呼吸困難を主訴とする45歳の女性。
磯部　付け加えることは？ 誰か？
学生1　急性。

磯部　急性。そう，発症の経過。時間の要素だね。3年前からこれがあるのと，2週間前からだんだん悪くなってきたのと，今朝急に発症したのとでは，全然違うでしょう。呼吸困難を急性に発症した。まだ何か加えられる？　大事な要素は？

学生1　30分ほどで消失する。

磯部　そうだね。

学生5　また再び，繰り返す。

磯部　繰り返すというのは，特徴のある症候だね。こういう特徴をもった症候の45歳の女性だよね。

「反復する胸部圧迫感と呼吸困難を急性に発症した45歳の女性」の鑑別診断

磯部　そうすると，この症候を聞いていろいろ質問したけれども，君たちはどういう疾患，病態を頭に浮かべているのですか？　Cさん，どういう病態を頭に浮かべているの？

学生4　虚血性心疾患。

磯部　具体的には？

学生4　狭心症とか。

学生2　急性心筋梗塞？

磯部　狭心症だとすると，どういうタイプだろう？

学生4　冠攣縮性です。

磯部　いいですよ。ただ，鑑別というのは，ぴったり何かを1つ当てるという作業ではないです。学生の発想は何か1つ，5択のなかから正解を当てようとする。だけど，正解があるかどうかもわからないし，5択に入っているかどうかもわからない。実際はたくさんのものを挙げて，そのなかから違うものを外していって，重みをつけ，軽みをつけて，削除して，付け加えて，というロジカルなプロセスが必要です。試験で正解を探すのはexclusionでよいけど，鑑別診断はまずinclusionです。ほかに何があり得る？

学生1　心筋炎とか。

磯部　心筋炎。まれな疾患で頻度は低いけれども，いいですよ。

学生3　肺血栓塞栓症。

磯部　肺血栓塞栓症。ぴったりじゃないですか。夜中に息苦しくなった。繰り返している。この人は肺塞栓を疑わなければいけない。それから？　夜に息苦しくなるという症候を呈する疾患を知らない？　夜じゃなくてもいいけれども。

学生5　喘息。

磯部　呼吸困難で目が覚めた。いいですよ。

学生2　心不全は入りますか？

磯部　心不全の症候として，どこか合致するところがある？

学生2　呼吸困難。

磯部　夜間に急激に発症した呼吸困難発作。common disease，緊急性がある。重大。

学生3　GERD（胃食道逆流症）？

学生4　気胸。

磯部　気胸はよくあるし，症状は繰り返さないかもしれないけど，突然の胸部症状，呼吸困難を訴える疾患だね。

　　　GERDもいいよ。ただ，こういう疾患はコモンだけど，診断をする重要度が低いので，感冒や便秘なんかと一緒で，よくゴミ箱的鑑別診断仮説と言われるね。最後にとっておけばいい。広く

胸痛疾患ということで考えれば，大動脈解離でもいいですね。

▶図10-3

学生が挙げた鑑別診断のリスト	
・狭心症（冠攣縮性狭心症）	・急性心不全
・急性心筋梗塞	・気胸
・急性心筋炎	・GERD
・肺血栓塞栓症	・大動脈解離
・喘息	

　このなかに正解が入っているかどうかはわかりません。こういう疾患を君たちは頭に思い浮かべているわけだ。挙がった疾患というのは，少なくともこの患者の症候の一部に該当する疾患であるわけです。「この診断は違う」と言うのは簡単なのだよ。だけど，患者というのはみんな1人1人違っていて，典型的な患者なんていうのはいないのです。だから，どこかに該当する部分があれば，挙げてこなければいけません。鑑別診断というのは，該当するかもしれない疾患をincludeして，それに重みや軽みをつける作業なのです。

　君たちがこれまで聞いた質問のほとんどは，「この人が言っていることは何なんだろう」ということを明らかにするための質問でした。今度は疾患に，重み・軽みをつけるような質問をしなければいけません。

　例えば，夜間の呼吸困難発作から喘息を疑った。そのときに，ではこの人は本当に喘息かどうかと聞く質問はある？

学生5　咳とかが出ましたか？

磯部　そう。喘息であれば咳が出るだろう。この人は咳が出ないです。それから？　喘息の呼吸困難であれば？

学生5　ぜえぜえしましたか？

磯部　そういうことだよね。呼吸困難の容態を，君たちは聞いていないだろう？　どういうふうに息苦しいのか……喘息を念頭に置いた，あるいは心不全の息苦しさを念頭に置いた質問が必要だね。「姿勢が変わると楽になりますか？」というのが心不全のときの質問だと思うけれども，喘息の呼吸困難と心不全の呼吸困難を鑑別するための質問というのは，端的には何を聞いたらよいだろう？

学生5　狭い，細気管支が攣縮……

磯部　ブロンコスパズムを起こすのですよ。基盤は慢性炎症です。そうすると，息を吸えるけれども，チェックバルブになって，吐けない。呼気が延長する。吐くときに苦しい。ぜいぜい，ヒューヒューいう。慢性炎症が基盤だから痰は出るけれども，どんな痰が出るのか？

学生3　白い痰が……

磯部　ぼてっとした，粘稠性の痰が出るのだよね。一方，心不全の呼吸困難というのはどういう病態なの？

学生3　肺水腫。

磯部　静水圧が上がるわけでしょう？　水がだんだん滲みてきて，肺胞隔壁の透過性のハードルを越えて赤血球まで入ってきて，水浸しになってくるから，出てくる痰はどういう痰になるの？

学生4　ピンク，泡沫状。

磯部　そう。泡沫状の，重症になるとピンク状の痰になって吹き出してくる。病態と症候は一致するのです。「どういうふうに息苦しかったんですか？」「先生，酸素が足りないみたいにハアハアした

んですよ」というのがこの患者さんの答えです．そうすると，この人は喘息じゃないだろうとわかります．心不全は，質問があったけれども，起き上がると楽になる．それから，泡みたいな痰が出る．何よりも，それ以前にやはり心臓が悪いという病歴や症状があったか？

じゃ，肺血栓塞栓症を疑って聞く質問はないの？ 何も聞かなかったね．肺塞栓症というのはどういう病気？

学生4　静脈血栓が肺動脈に詰まります．

磯部　静脈血栓ができる機序は知っている？ Virchowの三徴．

学生4　血管壁と，あとは血液の性状と流速．

磯部　血液の性状は，今の言葉でいえば凝固・線溶．血管壁は，今の言葉でいうと内皮だ．Virchowは知らない言葉ですけれども，彼は正しいのですよ．

▶図10-4

Virchowの三徴とは

血栓が形成される機序
・血管壁の問題
・血流の問題
・血液成分の問題

静脈血栓症の原因でコモンなのは何？

学生1　内皮？

磯部　血管壁の問題で，血栓症を起こすでしょう．どういう病態を知っている？ 静脈炎だよね．血栓性静脈炎という病気．どういう症候かというと，脚が腫れる，痛い，むくむ．脚が太くなる．脚のことを聞かなきゃいけません．歩いてふくらはぎが痛くなかった？……じゃ，血流が悪くて起きる静脈血栓症の原因は何？

学生1　エコノミークラス症候群．

磯部　いいですね．長期臥床．君たち，この人に昨日何をしたか聞いた？ 連休日でしょ．患者というのは，自分にとって大事だと思わなければ，医師には申告しないのです．医師にとって大事なことは，医師が聞かないと情報は出てこないのです．この人は，昨日は普通の生活をしています．車にも飛行機にも乗りませんでした．凝固の異常で肺塞栓症を起こす，ポピュラーにある病態は何ですか？

学生2　脱水とかもそうです．

磯部　脱水，そうですね．

学生3　抗リン脂質抗体症候群．

磯部　いいですよ．そうすると，SLEに関することを聞いていかなければいけない．でも，まれだよね．もっとコモンにあるのは何だろう？ 病歴でわかる話は？

学生2　ピル？

磯部　経口避妊薬，ピルだよね．今は避妊の目的でなくてもピルを使います．患者さんは，何か薬を飲んでいますかと聞いたときに，ピルを飲んでいても申告しないかもしれません．この病気を疑ったら，こちらから聞かなければいけない．病歴というのは，そういうものなのです．考えないと病歴はとれません．この人は飲んでいません．

要するにこの人は，病歴を聞いてもよくわからないのです，だけど聞かないと，大事な情報は出てこない．それから，病歴というのは1回でとり終わるものではなくて，時間の軸が大事なの

です。だんだん変わっていく，あるいは情報が増えていくから，また戻って聞かなければいけないということが普通です。

■ **現　症**

磯部　さて，現症に行きましょう。

▶図10-5

> 身長151cm，体重60kg，血圧170/110mmHg，脈拍44/分 整，呼吸数18回/分
> 意識：清明
> 顔貌：正常，顔色；チアノーゼ（－）
> 皮膚：湿潤，皮疹（－），血管腫（－），リンパ節；触知せず
> 眼瞼：貧血（軽度＋），黄疸（－）
> 口腔：np
> 頸部：甲状腺；np，頸静脈怒張（－）
> 胸部：心尖拍動：MCL5thics上
> 心音：Ⅰ音・Ⅱ音 正常，心雑音（－）
> 肺野：正常肺胞音
> 腹部：肝；触知せず，脾；触知せず，聴診；正常腸音
> 四肢：ばち状指（－），下腿浮腫（－），黄色腫（－），チアノーゼ（－）
> 神経学的所見：異常なし

　たいした異常はないね。血圧が少し高い。脈が少し遅い。現症も病歴と同じで，基本は鑑別なのです。患者の問題を把握して，思い浮かべた疾患をrule inする，rule outする，重みをつける，削除する。そういう目的の作業なのです。そうすると，例えばこの患者の症候から心不全を疑ったら，特に何を注意して見なければいけませんか？

学生1　下肺野のcoarse crackles。
学生2　下腿浮腫。
学生3　心音。
磯部　心音で何を聞く？
学生3　Ⅲ音，Ⅳ音。
磯部　いいですよ。今考えている心不全というのは，分類するとどういう病態？
学生3　左。
磯部　そう，左心不全だよね。左心不全で，身体所見でわかる症候というのは？ むくみ，頸静脈怒張，肝腫大は右心不全の症候でしょ。じゃ，左心不全に特徴的なのは？
学生3　coarse crackles。
磯部　Ⅲ音も左心不全だよね。今，左心不全を疑ったわけだから，大事なことは，Ⅲ音，心雑音，それから肺野の聴診所見は正常だということですよね。そういうことを考えてⅢ音を聞いたか，ラ音を聞いたか？ 考えていない人が聴診をしても，Ⅲ音は聞こえないのです。鑑別診断には，陰性の所見に意味があるのだよ。身体所見では，この人の鑑別はあまり狭まらないですね。

■ **心電図**

磯部　心電図所見は？

▶図10-6

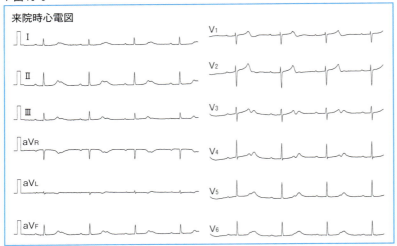

来院時心電図

学生4　T波は二峰性ですか？
磯部　二峰性だね。
学生4　あと，PQ時間が長い。
磯部　それはいいよ。問題はT波だよね。どういう所見ですかね。
学生4　T波のところにあるのはP波ですか？
磯部　デバイダ（キャリパー）の使い方，わかる？　P波が一番見やすい誘導は，第Ⅱ誘導です。Cさん，わかったんじゃないの？
学生4　はい。
磯部　それでいいのです。ほかの学生に教えてくれますか。
学生4　このT波が二峰性に見えるので，その1つがP波ではないかと考えて，PP間隔を照らし合わせると……この二峰性の前の波と次のP波を合わせると，等間隔になります。
学生一同　はい，わかりました。

▶図10-7

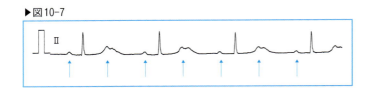

磯部　Cさん，診断は？
学生4　2：1伝導の房室ブロック。
磯部　房室ブロックの分類を言ってくれる？
学生4　第1度がPR延長。2度にWenckebach型，MobitzⅡ型。3度は完全。
磯部　1度は落ちない，3度はつながらない，2度は？
学生4　ときどき。

▶図10-8

房室ブロックの分類

1度：PR延長（PとQRSは1：1の対応がある）
2度：Wenckebach型……PRがだんだん延長してQRSが脱落する
　　　Mobitz Ⅱ型 …………PRの延長なくQRSが脱落する
3度：完全房室ブロック，高度房室ブロック（PはQRSを伴わない）

磯部　そう。つながったり，落ちたりする。つながり方で2つに分けるでしょう。この心電図は？ Mobitz型？　Wenckebach型？

学生4　Wenckebach型ではない気がします。

磯部　2回に1回落ちているものは，Mobitz型です。2度房室ブロック。だから脈が遅いのだね。心電図に所見がありました。

■ 胸部X線

磯部　X線写真。CTR 50%です。何か問題はありますか？

▶図10-9

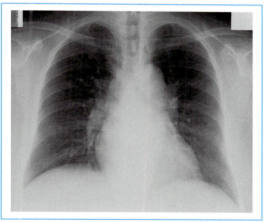

学生1　右の第2弓が突出している。

磯部　少し丸いね。この人，太っているでしょう？　横隔膜が上がっている。それで心臓が丸くなっているのです。病的ではありません。
　　　ここまでで否定できるのは何だろう？　心不全，喘息は消していいですか？

■ 血液検査

磯部　図10-10の血液所見に何か問題はありますか？

学生3　貧血？

磯部　貧血ですね。ほかには？　血液所見は陽性のものにばかり目をつけてはいけないのです。鑑別診断するうえで，どんな陰性所見が大事か？　この人，肺塞栓？

学生5　……ではなさそうです。

磯部　どうして？

▶図10-10

血液・尿・血液ガス所見

生化学				血清学		尿検査	
T-BIL	0.5	HDL-C	31	CRP	0.23	pH	6.0
GOT	19	TG	345	血沈	7/14mm	比重	1.025
GPT	21	BUN	11	末梢血液		蛋白	(−)
ALP	221	CRE	0.6	WBC	7,180	糖	(1+)
γ-GTP	112	UA	6.1	RBC	$356×10^4$	ケトン体	(−)
LDH	126	Na	140	HGB	10.3	ビリルビン	(−)
CHE	154	K	4.3	HCT	37.5	潜血	(−)
AMY（血清）	34	Cl	110	MCV	75	血液ガス	
CPK	23	C	9.4	MCH	21.5	pH	7.42
CK-MB	10%	IP	3.5	MCHC	28.6	$PaCO_2$	39.5
TP	7.0	Fe	16	PLT	$10.7×10^4$	PaO_2	96.3
ALB	4.1	FBS	153	凝固・線溶検査		HCO_3^-	23
T-Chol	190	G-HbA1c	7.4	PT	11.5 sec	BE	−0.6
				aPTT	28.3 sec		
				fibrinogen	148		

学生5　凝固系に異常がない。

磯部　肺血栓塞栓症のときに，どういう異常が出てきますか？　血液でわかるのは？

学生5　線溶系亢進。

磯部　そうすると，具体的には？　凝固系の亢進を表す検査値って何？

学生5　D-dimer，FDP。

磯部　違うよね。D-dimerとFDPは，できた血栓を溶かす線溶の亢進過程を見る検査値だね。人間の身体の異常は，わかることよりも，わからないことのほうが多いんだよ。医師は生命現象に対して，もっと謙虚であるべきです。どこかに必ず答えがあると思うのは，受験生の発想です。凝固能が亢進しているかどうかを直接知る一般的な臨床検査は，「ない」というのが正解です。主治医ははじめから疑っていないから，線溶系を調べていないのです。だけど，血液検査で「この人は肺血栓塞栓症ではない」と言えますよ。

学生4　ガスですか？

磯部　ガスですね。ガスは，肺塞栓症のときはどうなるはず？

学生4　PaO_2が下がる。

磯部　pHは？

学生4　pHは下がる。

磯部　pHは下がる？　それでいいの？

学生4　CO_2が上がるから。

磯部　肺塞栓症はどういう病気？　肺塞栓症というのは，あるとき突然，血管床がなくなるのでしょう？　基本的に健康な肺に起きるわけだ。血液ガスの最初に起きる変化は？

学生3　低酸素血症。

磯部　そうすると苦しいね？　生体はどうやって防御しますか？

学生3　深呼吸。

磯部　過換気。残りの肺は正常でしょう？　そうすると，二酸化炭素は？

学生3　下がる。

磯部　下がるよね。pHは？

学生3　上がる。

磯部　こういう変化というのは，この病気に特徴的なのです。しかも，これは感度が高い。PaO_2の低下，$PaCO_2$の低下，pHの上昇。ある程度の大きさの肺塞栓があれば，こういうパターンをとります。「肺が悪くなるとCO_2が上がる」と覚えるのも受験生の発想です。ちゃんと個別の病態を理解して，よく考えていかないと。

　　ほかに消せるのは？　心筋梗塞ですか？　血液で何がわかるか。最初に上がる血液マーカーは何？

学生1　トロポニン。

磯部　……ではないよ。最初に上がるのは，白血球だよ。発症2時間後。CKは4時間後，トロポニンは3〜4時間後。

　　君たちはいつも忘れますけど，時間の軸が大切なのです。医療は個別だよ。まず，「この人がもし心筋梗塞であるならば」と頭の中で設定するんです。そうすると発症はいつ？

学生1　午前3時。

磯部　救急受診したのは何時？

学生1　14時半。

磯部　そうすると，半日経っている。であれば，マーカーは上がっていなければいけないでしょう。ですから，この人は心筋梗塞ではない。同じように，炎症性の大動脈解離もない。たぶん，心筋炎でもない。なぜ？

学生1　白血球，CRP。

磯部　CRPが陰性。病歴も合わない。残ったもので重大な疾患は，狭心症だね。

■ 心疾患を疑う

磯部　初期診療はこれで終わりだよ。救急車が来た。病歴を聞いて，診察をして，血液・心電図・X線写真・血ガス・尿をとったら終わりです。次のステップは君たちが決めるのです。マニュアルも何もありません。家に帰す？

学生2　帰さないです。

磯部　では，入院させる？　次の検査をやる？　あらゆるオプションのなかから，君たちは何か次のステップを考えなければいけないのです。決めてください。点滴する？　薬を出す？

学生5　帰してはだめなのですか？

磯部　帰しましょうか？　帰すときは，いろいろな方法があります。「明日，内科の外来に来てください」「循環器の予約をします」「また具合が悪かったら来てください」「もう来なくていいですよ」「薬を出します」……いろいろな帰し方があります。どうする？

学生5　ニトロを出して，症状が出たときにそれをなめてもらって，それでも続くようだったら，また外来に。

磯部　また症状があったら来てください。じゃ，そう言って帰しましょうか……。

　　明らかに異常としてつかまったのは何？

学生4　房室ブロック。

磯部　それと，患者の症状からは，狭心症は否定できない。もし狭心症だとすると，どういうタイプの狭心症ですか，これは？

学生2　不安定。

磯部　不安定狭心症。不安定の定義を3つ挙げてくれますか。

学生2　安静時。

学生1　繰り返す。
磯部　繰り返すは違う。
学生3　最近悪くなった。
磯部　そう，増悪した。それに新規発症。3週間以内の，新しく始まった狭心症。安静時に狭心症が起きる。だんだん悪くなる。痛みの閾値が低くなる。坂道では起きたけれども平地では大丈夫だったのが，平地でも起きるようになって頻度が増えた。痛みが強くなった。ニトロが効きにくくなった。増悪型と言います。その3つ，覚えておいてください。

▶図10-11

不安定狭心症の3要素
・新規発症（3週間以内）
・増悪（運動閾値，頻度，強さ，などの症状増悪）
・安静時狭心症

　　　　そうすると，この人は安定ですか，不安定ですか？
学生3　不安定。
磯部　そうだね。不安定狭心症です。不安定狭心症と安定狭心症を分ける理由は何？
学生3　緊急性。
磯部　心筋梗塞に進展する可能性があるので，緊急疾患と捉えるのです。安定労作性狭心症であれば，ニトロを出して帰すことがあるけれども。
　　　もう1つの問題点です。2度房室ブロックというのは，どういうタイプの不整脈ですか，一般論としては？
学生4　Mobitz型だったら，ペースメーカー適応。
磯部　では，ペースメーカーを植え込みますか，今日？
学生4　いや，今は……
磯部　……という発想は，してはいけないよね。どういう人にペースメーカーを植え込む？ Mobitz型の人が来た。ペースメーカーを植え込むのは，どういう人にですか？
学生4　例えば，失神の既往があったりすると……
磯部　ブロックに関連した症状があるかどうかだね。そうすると，この人は症状が伴っている？
学生4　呼吸困難……
磯部　だけど，君たち，情報が全然足りないよ。そのときに，2度房室ブロックだったのでしょう？不整脈と症状が，時間的に一致しているかどうかが大事なのです。この患者さんは，さっきの心電図をとったときには2度房室ブロックですけれども，何も症状がなかったのです。君たちは聞き落としていますが，この情報はとても大事です。聞けばすぐわかることです。ですから，ペースメーカーを植え込むかというと，植え込まないよね。2度房室ブロックのときに症状はないけれども，今朝からある症状と心電図変化は関係があるの，ないの？
学生4　いや，もっと高度なブロックとかが，もしかしたらこの症状のときに……
磯部　そういう発想が大事なのです。それがわからないから，今ずっと鑑別作業をしているのです。異常としてつかまったのは，心電図のMobitz II型です。症状として疑っているのは，不安定狭心症なわけだ。そうすると，今後の方針は？
学生4　今の段階ではわからないから，Holter心電図を使う。

磯部　Holter心電図をとる。いいね。Holter心電図というのは，付けて帰す外来の検査です。
学生1　不安定狭心症について鑑別したいなと思うのですけれども。
磯部　……ですね。ひょっとしたら，この狭心症を疑う症状と心電図のブロック，2つは関係があるのかもしれない。それもわからないです。
学生1　入院ですか？
磯部　入院の目的は？
学生1　カテーテル。入院してもらって，Holter心電図を付けて，もし発作が出たら，とりあえずニトログリセリンを入れて，カテーテル検査自体は空いていれば次の日に……
磯部　待機的にやる。だいぶ煮詰まってきたね。では，そういう目的で入院させましょう。不安定狭心症を疑って，同時に不整脈の精査のため入院する，としましょう。
　　　入院後に医師が決めなければいけないことは，検査と治療です。何か検査をしますか？
学生1　運動負荷はやらないですよね？　不安定狭心症にやってはだめ。
磯部　そのとおり。禁忌です。では，Holter心電図だけか。それで胸が苦しくなったらニトロをやる，ということだね。発作時ニトロでいいですか？
学生1　……
磯部　これでアウトだね。患者さんは病棟で心肺停止状態で発見され，医師が呼ばれました，ということになるよ。
学生4　心電図モニタリング。
磯部　わかったね。モニターは指示しないとやらないのです。では，何か治療しますか？　頓用のニトロだけでいいですか？　何か点滴する？　注射する？　内服を出す？
学生たち　……

■ ACLS

磯部　では，特に治療は不要ということで，先に行こうか。入院しました。読んでくれますか？

▶図10-12

患者は緊急入院となった。入院直後にモニター心電図で下のような不整脈が記録された。このとき，患者は強い胸部不快（昨夜と同様の症状）と眼前暗黒感を訴えた。

▶図10-13

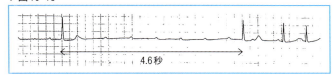

磯部　よかったね，入院して，モニターして。モニターしていないと，これがつかまらないわけだ。それで，死んで見つかるわけです。Holter心電図を付けて家に帰した場合も，あとで解析結果だけが返ってくる。この心電図は何？
学生4　高度房室ブロック。
磯部　そうだね。完全房室ブロックでしょう？
学生4　はい。
磯部　Bさん，4.6秒というのはどういう意味がある？

学生2　4.6秒間，心臓から血液が送り出されていない。
磯部　心室が4.6秒止まっているね。次はひょっとしたら10秒止まるかもしれない。ひょっとしたら10分かもしれない。最悪どうなると思う，Bさん？
学生2　意識消失。
磯部　医師は常に，最悪を予測するのだよ。一言で言えば。この人は死ぬのですよ。診断は，sudden cardiac death（心臓突然死）です。運よく意識が戻れば，Adams-Stokes発作と診断されます。日常的にみられることです。人間はこうやって死んでいきます。家に帰っていれば，悪ければ死んでいますね。昨日の症状はこれだったんだよ。診断できてよかった？
学生3　いや，やばいなという状況ですので。
磯部　診断してよかったかどうか，助けられてはじめて言えることだね。はい，助けてください。Bさん，緊急治療。この人を治してくれる？
学生2　ペースメーカーを入れなきゃ……
磯部　あなた，自分で入れられますか？　できることを言ってください。
学生2　できること……お薬で何とかするのですよね，房室ブロックを……
磯部　そうです。救急救命措置です。薬だけとは限らない。まずは心臓マッサージをしたらいいですよ。それから，この病態そのものを治すための治療を，君たちは知っているのではないですか？
学生5　AED。
磯部　AEDやる？　はい，AEDを持ってきてください，AEDをつけてスイッチを押しました，機械の声で「AEDは必要ありません。心臓マッサージを続けてください」と冷たく言われました……作動はしないはずだよ。AEDの適応は，心室細動に限られますね。この心電図は心室細動とは違う。時間を無駄にしたね。徐脈の治療は？　完全房室ブロックに何が有効と薬理学で習った？
学生5　ノルアドレナリン。
磯部　うーん，β_1刺激で，陽性変時作用のもっと強い薬は？
学生5　アドレナリン。
磯部　アドレナリン（エピネフリン）ですね。ボスミン®。ACLSでは正解だけど，普通の循環器医は違う薬を使います。
　　　徐脈のアルゴリズム。徐脈があって，徐脈による重篤な自覚症状・他覚症状があるでしょ。
学生1　あります。
磯部　そうすると，治療手順は何だった？
学生1　アトロピン。
磯部　アトロピンというのはどういう薬ですか？
学生1　副交感神経のブロック。
学生5　抗アセチルコリン……抗コリンエステラーゼ。
磯部　本当？
学生1　それは副交感神経を刺激してしまうんじゃない？
磯部　それはサリンだよ。化学兵器です。死にます（笑）。副交感神経のブロッカー，抗コリン作動薬です。農村ではまだ農薬による自殺があるそうだよ。PAM®（オキシム剤）がなかったら，アトロピンを使うんだよ。
　　　さて，房室ブロックだ。ACLSではアトロピン。それからドパミンで，ボスミン®と書いてあるね。経皮的ペーシングの準備をする。症状が進行すれば，静脈ペースメーカーを入れる。ちゃんとこれを知らないと，救急蘇生ができませんよ。医師免許をもっていれば，君たちにもできます。

▶図10-14

> **徐脈の救急治療（ACLSから）**
> 自覚または他覚症状を伴う徐脈
> 　　アトロピン　　　　　　　0.5〜1.0mg
> 　　可能なら静脈ペーシング
> 　　ドパミン　　　　　　　　5〜20μg/kg/分
> 　　エピネフリン　　　　　　2〜10μg/分
> 　　イソプロテレノール　　　2〜10μg/分
> Ⅱ型2度房室ブロックまたは3度房室ブロックがあれば
> 　　経静脈ペーシング（設置されるまで経皮ペーシング）

■ Wenckebach型とMobitz型の違い

磯部　完全房室ブロックに戻りましょう。心電図以外では，Wenckebach型とMobitz型の違いは何ですか？　何でもいいよ。

学生4　Mobitz型は突然死の可能性がある。

磯部　そうだね。なぜ？

学生4　3度に移行しやすい。

磯部　その理由は？　なぜMobitz型が悪いの。

学生4　His束でのブロックの違い。

磯部　His束の上？　下？　Wenckebach型はAHブロック。Mobitz型はHVブロック。His束より下のほうが悪い。原因や病態に関しては？　ものを覚えてはだめだよ。理屈や病態を知らないと。洞結節での自動能や伝導路での伝導速度，何がどのようにレギュレートしているの？

学生4　迷走神経の介入があるかないか。

磯部　もう少し具体的に言ってごらん。

学生4　迷走神経の作用がWenckebach型のほうにはあって……

磯部　別の言葉で言うと，Wenckebach型は自律神経でレギュレートされている。Mobitz型は？

学生4　Mobitz型は，完全に遮断されている。

磯部　伝導路そのものが遮断される，つまりMobitz型は器質的です。そうすると，Wenckebach型は？

学生4　機能的。

磯部　機能的。Wenckebach型でPQがだんだん延びていくという理由は？

学生4　迷走神経が働き過ぎている。

磯部　そうです。そういうのを「機能性」と言うのです。治療は迷走神経をブロックしたらいいよね。ブロックする方法は？

学生1　硫酸アトロピン。

磯部　そうです。迷走神経のブロッカーなのです。アトロピンを注射すると，機能性の徐脈は解除できます。Mobitz型は器質的だから致死的になりやすい，という理屈を理解してください。理屈抜きで教科書を暗記してはいけないよ。

▶図10-15

	予後	ペースメーカー	ブロック部位	機序
Wenckebach型	良好	不要	AHブロック	機能的
MobitzⅡ型	不良	適応あり	HVブロック	器質的

この患者に戻ります。君たちは，入院時にラインをとっておくべきでしたね。でも，アトロピン注射はできたことにしてあげましょう。

▶図10-16

硫酸アトロピンを静注するとともに，直ちに体外式ペースメーカーカテーテルを右内頸静脈から挿入し，体外ペーシングを開始した。夕方になって自己脈となり，心拍数は約70/分と安定した。そのときの心電図は以下のとおりである。5月6日以降，房室ブロックは消失した。昨夜から起きていた胸部圧迫感・呼吸困難時には房室ブロックが関与していたと判断される。

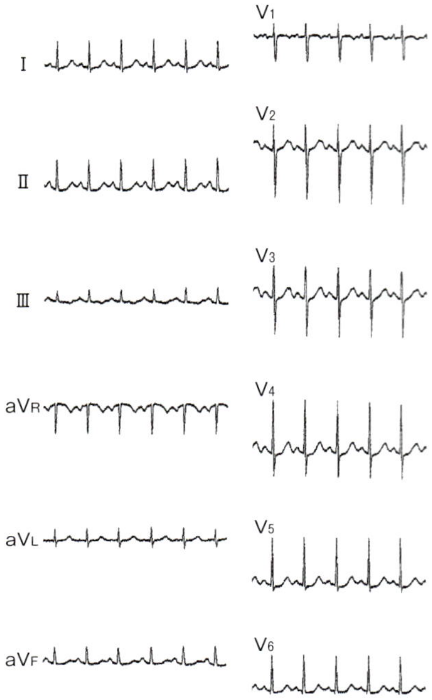

　アトロピンなんて15分しか効いていませんが，その後は正常に戻るのです。2：1のブロックも消えてしまった。
　これで，今朝方からの症状は完全房室ブロックによって起きていた症状であるということが，症候と心電図から証明されました。君たちの鑑別には挙がっていなかったものです。自分で設定した問題のほかに正解があったのです。5択から1つ正解を選ぶという発想では，良い成績はとれても，患者の問題は解決しません。
　さて，房室ブロックというのは，原因があるのです。病名だけれども，症候なのです。器質的原因があって，2：1房室ブロックになる。鑑別を覚える学生もいるけれども，意味ありません。次のページを見れば書いてあります。わからないことは調べるという習慣がなければいけません。

■ 一過性完全房室ブロックの原因診断

磯部　完全房室ブロックの原因を順番に見ていこうか。

▶図10-17

```
完全房室ブロックの原因
一過性                              持続性または一過性
 1. 迷走神経過緊張                    1. 心筋症（DCM, HCM）
 2. 薬剤：ジギタリス，β遮断薬，カルシウ    2. 虚血性：前壁中隔梗塞
    ム拮抗薬，ほか                    3. 心筋炎：ウイルス性
 3. 虚血性：下壁梗塞                   4. 先天性房室ブロック
 4. 異型（冠攣縮性）狭心症              5. 特定心筋疾患（アミロイドーシス，
 5. 甲状腺機能低下症                     サルコイドーシスなど）
 6. 電解質異常（高カリウム血症）         6. 心臓手術後
```

　　　　一過性。迷走神経の緊張では，普通は失神までいきませんし，病歴も合わないね。薬ですか？「何か薬を飲んでいませんか？」という聞き方では，大事なことは出てきません。極端な話をすると，僕の患者のおばあさんで，緑内障の発作が起きて失神した人が2人います。何が起きたと思う？

学生2　迷走神経反射。

磯部　違います。目薬にβ遮断薬を使うのです。ミケラン®とか，普通は内因性交感神経刺激作用のある薬を使います。それでも目薬は全身に吸収されて，もともと心臓の悪いおばあさんが点眼後にブロックを起こして失神していたのです。薬剤というのは，そこまで聞かなければいけません。患者の申告だけに頼っていてはいけないのです。取り除くことができる原因がわかれば，ペースメーカーを植え込まなくても済むかもしれない。考えないと病歴はとれません。患者の予後や治療にも関わります。

　　　　この症例は何も飲んでいません。目薬も使っていません。急性心筋梗塞ではありませんね。冠攣縮性狭心症と書いてあるでしょ。房室ブロックの原因になるということが本に書いてある。疑っている疾患です。異型狭心症を診断するためにはどうしよう？

学生3　冠動脈造影を行う。

磯部　造影でわかるかな？

学生1　アセチルコリン負荷冠動脈造影。

磯部　そうだね。やったほうがよさそうだね。この人は甲状腺が悪いですか？

学生1　TSHとかFT4を調べればわかります。

磯部　検査をするかどうかという判断基準には，いろいろ要素があります。やることによって失うものがどれぐらいあるか。甲状腺の機能低下を否定するために，TSHを調べると何を失う？ わずかな血液しか失わないよね。それから，診断の感度・特異度はどうですか？

学生1　高い。

磯部　高いでしょう？ そこまで考えて，TSHを調べます。失うものがなくて，感度・特異度が高ければ，rule outするにはもってこいだよね。検査をするかどうかという判断では，常にそういうものの考え方をします。やみくもに検査をすると，偽陽性がありますから，すればするほど鑑別診断は増えるのです。

　　　　この人は心筋症ですか。HCM（肥大型心筋症）？ DCM（拡張型心筋症）？

学生5　心電図上も心音も正常なので，肥大型心筋症はなさそうです。

磯部　そんなことは言えない。

学生5　ないかどうかという意味では，確証はないので，エコーを当てるぐらいなら。

磯部　心エコーだね。君たちは，患者を入院させる前に心エコーを撮るべきでした。最初に挙がった鑑別診断のほとんどは，エコーでわかる疾患です。やるべきだったのです。実際は入院する前にやっていますが，何も異常はありません。心筋症には，エコーと心電図を合わせると感度・特異度が高い？

学生5　高い。

磯部　まず100％です。形態異常を伴う心筋症は，否定はできます。この人の心エコーは，肥大も拡張もないし，収縮も正常だし，肺塞栓の所見もない。心筋炎は？　さっき消したけれども，もうないと言っていい？

学生5　心筋炎の初期である可能性がある。

磯部　心筋炎で房室ブロックが起きることは，よくあります。でも，CRPは陰性でしょう。心電図にST-Tの変化はないでしょう。風邪のような症状はないし，心エコーは正常でしょう。あまり「らしくない」のだけれども，それでも僕がこれにこだわる理由は，アウトカムが重大だからです。ずっと先まで考えるのです。もし急性心筋炎だったら，と仮定する。心筋炎で房室ブロックになったとすると，この人の房室ブロックはどうなると思う？

学生5　改善する。

磯部　心筋炎のほとんどは，風邪と一緒ですよ。3〜4日で治るのがほとんどです。ごく一部の人が劇症型になる。心筋炎は心臓の風邪ですよ。もし急性心筋炎による一過性の房室ブロックなら，ペースメーカーを植え込まなくて済むかもしれません。この人は房室ブロックで1回死にかけたのですから，ペースメーカー植え込みの適応です。でも，もし心筋炎であれば，治るから，ペースメーカーを植え込まなくて済む。アウトカムに関わるというのは，そういう意味です。だから，絶対に否定しなければいけないという発想をするのです。そのためにやる検査は何かということです。血液では？

学生3　抗体検査。

磯部　抗体ですね。ウイルス抗体価。心筋炎のとき，ウイルス抗体価の感度は高いと思う？

学生3　低いと思う。

磯部　10％。だから，やらなくてもいいんですけど，失うものがないでしょう。あとは，画像は？　心筋炎を検査する画像。

学生2　CTとかMRIでしたっけ？

磯部　CTではわからないね。炎症を見る検査。

学生2　心筋のMRIとか。

磯部　MRI。一時ペーシングをしている患者のMRIは，まず不可能だね。造影剤を使って1時間かかる検査ですし，特異性も低い。炎症があるときに考えるのは？

学生4　シンチ。

磯部　ガリウムシンチは，Cさん，何の検査？

学生4　癌とかだと思っていました。

磯部　単純に暗記しちゃいけないよ。癌のときに，ガリウム（Ga）はなぜ陽性になるのかは知っている？　活性化マクロファージがガリウムを食べるらしいよ。ですから，別に癌だけの検査ではありません。炎症の検査なのです。心臓の炎症はよく映りますよ。感度60％。一応，予約を入れましょうか。

　あと，心筋炎のときはトロポニンが上がるよね。トロポニンT，トロポニンI。それぐらいやって疑わしければ，確定診断するのは？

学生1　バイオプシー？

磯部　心臓の生検？　病理診断？　ですけど，すぐにはやらないよね．スクリーニング検査をやって，疑わしければ生検をしますか？　この人，心アミロイドーシスは否定できますか？

学生1　全身症状がないから．

磯部　それも1つ．でも，全身症状がない人もいる．心アミロイドーシスは，エコーで必ず心臓の肥大と拡張障害があります．エコーが正常だと，アミロイドーシスはないです．サルコイドーシスは？　房室ブロックになるよね．調べますか？

学生1　ガリウムシンチ．

磯部　ガリウムだよね．それから？　血液では？

学生1　ACE（アンジオテンシン変換酵素）．

磯部　知っているね．リゾチーム，sIL-2R．あとは画像で，最終的には生検？　スクリーニングは，血液とガリウムでいいですか？
　　　問題をまとめてみましょう．

▶図10-18

> 本症例の完全房室ブロックは一過性である．飲酒後，夜間に胸部圧迫感とともに発症した病歴から，異型狭心症が最も疑わしい．ただし，ウイルス性心筋炎も否定はできない．心エコーは正常であったが，心サルコイドーシスなどの心筋疾患のrule outも必要であると考えられた．

　　　はい，結果だ．

▶図10-19

> 5月7日，電気生理的検査（房室伝導時間測定），冠動脈造影（アセチルコリン負荷）が施行された．また，血液でウイルス抗体価の測定，ACE，リゾチームの測定を行った．さらに^{67}Gaシンチグラフィーを施行予定とした．
>
> ホルモン
> 　FT3 3.77（正常），FT4 1.44（正常），TSH 3.24（正常）
> 　ACE 10.0（正常），リゾチーム 正常，sIL-2R 421（正常）
> トロポニンT 0.02（正常）
> 抗ウイルス抗体価測定：エコー，コクサッキー，アデノ：すべて上昇なし
> 冠動脈造影（アセチルコリン負荷）：供覧

磯部　一番に異型（冠攣縮性）狭心症を疑っているわけでしょう？　房室ブロックを起こすこともあるから．アセチルコリン負荷試験だよね．これは感度が高いですか？

学生1　高そう．

磯部　高いです……ということは，この病気があれば，これが陽性になる確率が高いという意味だね．特異度は？　これで陽性が出た人は，ほとんど異型（冠攣縮性）狭心症なのか？　あるいは陽性でも，狭心症ではない人がけっこういるのか？

学生2　低そうな気がします．

学生3　高そう．

磯部　感度も特異度もけっこう高いです．やれば一発でわかるので，やる価値の高い検査です．僕らも異型狭心症で房室ブロックになって，というシナリオを考えているので，やったのですけれども，結果は陰性でした．冠動脈造影にも異常はない．それから，血液検査もすべて正常です．異

型狭心症でも，動脈硬化による狭心症でもないのです．

困ったね．診断がつかない．次の一手は何ですか？ 生検？ 実際には，冠動脈造影をする前に，冠動脈造影とアセチルコリン負荷で陰性であれば，組織を採らせてくださいとインフォームドコンセントをもらっていたので，生検を行いました．結果は……

▶図10-20

> 引き続き心内膜下心筋生検を行ったが，病理学的に異常所見はみられなかった．すなわち，異型狭心症，ウイルス性心筋炎，特定心筋疾患のいずれも積極的に示唆する所見は得られなかった．この時点でまだ体外式ペースメーカーが装着されているが，入院初日以来1週間，症状はまったくない．

病理も陰性．この時点でどうしますか？ 体外式のペースメーカーが首に入っていると，風呂にも入れない，歩行もままならない．感染は起こす．もちろん退院はできません．抜かなければいけないのです．抜いてどうしますか？

学生3　ペースメーカーを植え込む．

磯部　植え込んでいい？ 何か，ためらうことはありますか？ でも，やはりウイルス性心筋炎だったらと思いませんか？ ペースメーカーを植え込むことで，困ることは何？

学生4　感染とか．

磯部　感染は多いよね．抜去は大変です．ほかには，MRIが撮れない．三尖弁閉鎖不全，血栓症とか，さまざまな合併症がある．上大静脈症候群で顔がぱんぱんになった人を見たことがあります．ペースメーカーのバッテリーは何年もつの？

学生4　5年ぐらい．

磯部　長くて10年．5〜10年ですね．定期的なチェックを一生続けて，5〜10年に1回，植え替えるわけだ．磁気の影響も大変です．携帯電話もそうだし，本屋の万引きチェックのゲートは磁場が強いので，ペースメーカーに影響する．いろいろ問題があるわけです．できれば植え込みたくないね．

■ ガリウムシンチグラフィー

磯部　植え込みの手術日を検討しているところで，ガリウムシンチが行われました．
　　　図10-21を見てください．所見はありますか？ 心臓はどうだろう？

学生2　取り込みがありそう．

磯部　陽性でしょう？ ガリウムはどこに入っている？

学生2　心臓ですか？

磯部　心臓？ 右？ 左？ 真ん中？

学生2　肺門部．

磯部　肺門部です．よく見てごらん．右？ 左？

学生2　両側．

磯部　両側肺門部にガリウムが入っている？

学生2　BHL（bilateral hilar lymphadenopathy：両側肺門部のリンパ節腫大）．

磯部　場所は両側肺門部だよね．でも，胸部のX線写真をもう一度見てごらん．腫れていますか？ 君たち，正常と読んだよね．僕らも正常と読んでいるけれども，腫れていないね．両側の肺門部に

▶図10-21

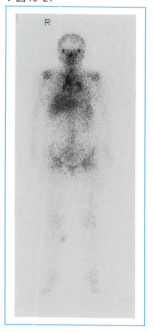

ガリウムが陽性になる疾患は何？
学生1　サルコイドーシス。
磯部　それだけ？ リンパ腫かもしれないよ？ 常に広い発想でものを考えてね。患者や所見にだまされるよ。ガリウムシンチを読んだうえで，臨床所見と合わせて鑑別を考えるんです。それをもとに臨床的判断をする。その思考プロセスのなかで，論理的帰結としてサルコイドーシスを導くという発想をしなければいけないのです。「BHL＝サルコイドーシス」という発想をすると，大きな落とし穴に落ちます。でも，やはりサルコイドーシスだよね。
　では，X線写真はどうするか？ 所見が合わないね。そのギャップを埋めなければいけない。
学生1　CTでわかる。
磯部　CTを撮る。早く撮るべきだったね。

▶図10-22

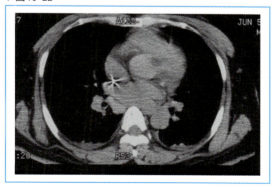

　腫れているよね。X線写真でも，BHLと読めないことはありません。CTを撮ればよかったのですけれども，このときには気づかなかったですね。

次はどうする？　確定診断です。

■ 確定診断

学生1　心臓の生検は感度が高くないので，サルコイドーシスを疑いたいですけれども……

磯部　どうしたらいいですか？

学生1　リンパ節の生検。

磯部　リンパ節，肺門部からとる？　サルコイドーシスは全身疾患だよね。

学生1　脚のところか。

磯部　脚？　病変ですか？　こんなところに病変ができる？　何か情報が足りないのではないですか？　君たち，脚のどういう情報をもっているの？

学生1　触診する。

学生3　右脚に痛みやしこりがあるとか，そういうことを聞く。

磯部　常に大事な情報は，病歴と身体所見です。君たち，脚の病歴を聞いた？

学生3　……

▶図10-23

ガリウムシンチグラフィーでは，両側肺門の多数のリンパ節に集積増加，さらに右下腿に異常集積を認めた。診察をすると，右腓腹筋に径5cm程度の無痛性硬結を認めた。患者の話では1年ほど前に気づいており，徐々に大きくなっているが，痛みもなく，気にしていなかったとのことである。

磯部　患者は実は知っていたのですよ。君たちは脚を触らないし，脚のことを聞かないでしょう。がちがちの塊があるのです。どれぐらい大きいかというと……

▶図10-24

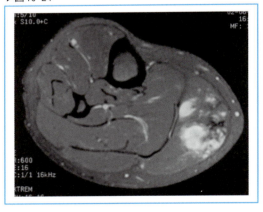

　　これはMRIです。腓腹筋ですけれども，白いところがガリウムが集積した部位です。卵ぐらい。患者は別に気にしていないから，申告もしない。こんな大事なことを，患者は言わないのです。大事なのは，医師にとってだけであって，患者の意識のなかでは大事ではないからです。だんだん大きくなってきたけれども，痛くもなんともないそうです。病歴ではこういうことがよくあります。

それで，この人どうしますか？ 脚の筋の生検だね．はい，診断は君たちがします．

▶図10-25

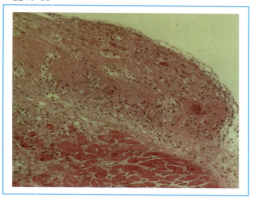

Bさん，診断だよ．
学生2　サルコイドーシスです．
磯部　これは何？
学生2　Langhans巨細胞．
磯部　サルコイドーシスだよね．線維化して骨格筋の成分がないでしょう？ 細胞浸潤がすごいではないですか．これは全部，炎症細胞浸潤でしょう．単核球，マクロファージ，リンパ球でしょう．こういうのを非乾酪性肉芽腫と言うのです．診断はサルコイドーシス．したがって心臓も，心サルコイドーシス．

その後，また完全房室ブロックの発作が出現しました．このときも失神しかけています．

▶図10-26

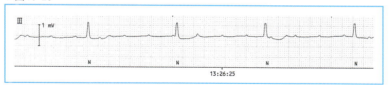

こうなれば，ペースメーカーを植え込むことになんらためらいはないね．植え込みました．
次，サルコイドーシスについて，①から⑥まで○×を付けてください．

▶図10-27

問）サルコイドーシスについて，次の質問に答えなさい．
　（　）①病態にＴ細胞の活性化が関与している．
　（　）②中枢神経障害より末梢神経障害が多く，特に顔面神経を侵す頻度が高い．
　（　）③ブドウ膜炎のため霧視，羞明をきたすことがある．
　（　）④表在リンパ節腫脹は有痛性で，融合傾向を示す．
　（　）⑤肺門部病変は症状に乏しく，検診発見例が多い．
　（　）⑥BHLは2年以内に自然治癒することが多い．

①○，②○，③○，④×，⑤○，⑥○（ほとんどのサルコイドーシスは治療しない．治療

するのは目と心臓，中枢神経）。

■ 心サルコイドーシス

磯部　それじゃ，心臓のサルコイドーシスについて○×を付けてください。

▶図10-28

問）心サルコイドーシスについて，次の質問に答えなさい。
　（　）①わが国のサルコイドーシスでは欧米に比べて，心臓病変の頻度が倍以上高い。
　（　）②拡張型心筋症様の心機能不全をきたす。
　（　）③しばしば上室性頻拍などの頻脈性不整脈で発症する。
　（　）④男性より女性に多く，特に中年女性に好発する。
　（　）⑤予後は概して良好である。
　（　）⑥ステロイド治療に反応する。

①○，②○，③×（心室性が多い），④○，⑤×，⑥○

▶図10-29

心サルコイドーシス

概　念：全身サルコイドーシスの臓器合併症。非乾酪性肉芽腫が形成される。心室中隔，乳頭筋，左心室，右心室に病変が形成される。
心電図：1〜3度房室ブロック，右脚ブロック，心室期外収縮，心室頻拍，心室細動など。
診　断：原因不明の不整脈，伝導障害では，本症を疑う。心エコーや不整脈から本症を疑い，ガリウムシンチ，FDG-PET，造影MRIでの遅延造影像で疑わしければ心筋生検が行われるが，診断感度は低い。
治　療：ステロイドが有効。難治例にはメトトレキサートなどの免疫抑制剤を使用。対症的に心機能不全に対してはβ遮断薬など，不整脈にはアミオダロン・カテーテルアブレーション・ペースメーカー・植え込み型除細動器が使用される。アブレーションでは再発が多い。
予　後：免疫抑制治療を行わない場合の予後は極めて不良である。心不全死，不整脈による突然死をきたす。

トピックス
心臓限局性サルコイドーシス：心臓にサルコイドーシスがあると診断された症例のうち10％以上では他臓器での病変がみられない。心臓限局性サルコイドーシスと呼ばれる。診断は心臓の所見のみから行わねばならず，拡張型心筋症や特発性心室頻拍，房室ブロックとの鑑別が困難である。

　この病気は僕の専門で，診断基準やガイドラインの作成に関わっています。まれな病気ではありません。房室ブロックで発症する人が多いのです。炎症は，心臓全体にびまん性だったり，局所性に広がります。多発性に心室瘤をつくり，中隔の上部が薄くなります。炎症が心臓全体に及ぶと，収縮が悪くなって，拡張型心筋症のように心不全で亡くなる。炎症のためにリエントリー回路ができて，心室頻拍とか，心室性の不整脈で突然死するパターンがあります。治療しないと，以前はだいたい2年で半数が死亡した疾患です。
　疫学的には，中高年女性に多いです。男性はむしろ20歳代に多い。この人は典型例なのです。45歳，女性，房室ブロックで発症。人種差について知ってますか？

学生1　心サルコイドーシスは日本人に多い。

磯部　人種差があるのですね。心サルコイドーシスは，日本人の病気なのです。心臓にサルコイドーシスがある患者のうち13％は，心臓に限局しています。ほかの臓器にサルコイドがないのだから，心臓の所見だけから診断をしなければなりません。新しい診断基準を作りました。

▶図10-30

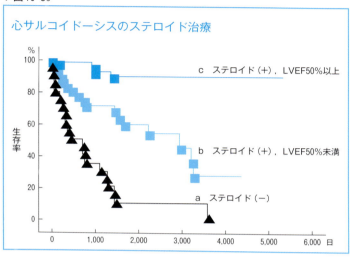

　　　これは，僕らの後ろ向きの検討結果です。Kさん，この生存率で何がわかる？
学生1　ステロイドの治療が有効です。
磯部　それから？
学生1　あと，左心室の駆出率（LVEF）が良ければ，予後も良い。
磯部　初期から治療すれば，予後は良いです。進行していても治療したほうが良いのです。治療しない人の5年生存率は10％くらいだよね。この病気の予後は，癌より悪いです。ほかの原因の心室頻拍や心不全よりも悪いですよね。ただし，治療すれば生命予後は良い。今はペースメーカーや，ICD，CRTがありますので，かなり良くなりました。僕はたまたま専門にしているので，患者さんがたくさん集まってきますけれども，けっこう見逃されています。
　　　この人はペースメーカーを植えて，プレドニン治療をしました。不整脈は治らなかったけれども，脚のしこりはステロイドで消えました。

　　　　　　　　　　　＊　　　　　　＊　　　　　　＊

磯部　この演習で君たちに伝わったメッセージは何だろう？
　　　この患者さんが救急車で来院したときに，このような展開を予期しましたか？　患者の診療は，後戻りもやり直しもきかない1つのドラマです。医師と患者で時々刻々シナリオを書いているのです。そのなかで大切なのは，的確な情報収集とそのロジカルな処理でしょう。君たちは，初期の情報からこの患者の鑑別診断に正しい診断名を入れることができませんでした。患者は医師にとって大事なことを教えてくれません。専門家も嘘をつきます。検査結果や身体所見は，よく考えないと大事なことを見落とします。検査も，陽性であるべきなのに偽陰性となって嘘をつきます。しかも，時間の経過のなかで病状は刻々と変わります。症状があったり，急変したり，逆に突然に寛解することもあります。そのなかで，優れた医師が心がけるべき行動原理は何だろう？

最初に聞きましたね，「良い医師になる資質」。考えが変わりましたか？　大事なのは，君たちが今やっている勉強法なのです。病棟実習，これからは初期研修をやるでしょう？　後期研修をやって，専門医の教育を受けてということで，一生涯ずっと臨床医の勉強をしていくわけでしょう？　漫然とただその場にいても，良い医師にはなれません。今，病棟で当たった患者さんの病歴を見て，外来でとられた病歴，治療方針，検査結果を見て，その疾患の勉強にはなるかもしれないけれども……患者を診たときに，自分がちゃんと正しい方向に診療できるかどうかは，ロジカルな判断をする訓練の結果だと思います。そのために大事なのは，勉強の仕方であり，方向性だよね。いくらものを覚えても，いくら手先が器用でも，いくら心根が良くても，対話が上手でも，良い臨床医にはなれない。ロジックを身につける，プロセスを大事にする，上の先生の言ったことやあらゆる情報に疑問をもつ……そういう勉強をしてください。勉強によって磨かれていく資質があるのです。
　では，お終いにしましょうか。
学生一同　ありがとうございました。

[2015年5月／5年生　クリニカルクラークシップ　クルズス]

11 患者の人生を考えた診断と治療
—片麻痺を起こした28歳,妊婦の診療

磯部　今日のプログラムは,皆さんが考えて進める演習です。良い医師に育っていくためには,どういった環境でも耐えられる勉強法を,自分でマスターすることが大事です。受験勉強の延長上の勉強法からは,脱却したほうがいいと思います。試験で良い成績をとることと,良い臨床医を目指すことでは,勉強の方法が違います。

　今日の演習は,知識を増やす勉強ではありません。皆さんよく考えてください。君たちが発言した内容によって,出てくる情報も結果も違ってきます。実際にあった症例です。

▶図11-1

> あなたは市内の救急指定病院の当直をしている。12時30分頃,下記の女性が救急車で来院した。
> 症　例：28歳,女性。生来健康で著患を知らない主婦。
> 主　訴：左半身が動かない。
> 既往歴：特記すべきことなし。
> 家族歴：祖父;高血圧,脳梗塞。
> 生活歴：喫煙歴なし。飲酒歴なし。アレルギーなし。1年半前に第1子を自然分娩。
> 患者の訴え：4月17日,朝はいつも通り朝食を作ったが,その後気分不快を自覚し,臥床就寝。目が覚めたところ,体に力が入らず,自力では起きあがれなかった。12時頃救急車を呼び,産科に通院中の当病院を受診した。このとき,患者は妊娠22週であった。救急外来で簡単に診たところ,バイタルサインは安定しており,受け答えは可能であったが,左半身が麻痺している。

　状況は理解できましたか? 救急車で来て,君たちが担当です。これは現病歴ではありませんね。患者さんに「どうしました?」と言ったら,救急車から降りてきた患者さんと同乗の人が申告しただけの,患者さんの訴えです。君たちが必要なことを聞いて,病歴になるのです。必要なことを聞いてください。

学生1　これ以前に気分の不快感を自覚したことはありますか?
磯部　今朝,朝食後にはじめて自覚した症状です。
学生1　そのときに,激しい頭痛などはありましたか?
磯部　頭痛はありません。
学生1　吐き気などもなかったですか?
磯部　吐き気もないし,吐いてもいない。
学生1　何か薬は飲んでいますか?
磯部　この人は産科に通院していて,貧血だと言われて鉄剤をもらっています。
学生1　ご自身が高血圧ということでもないですか?
磯部　ありません。
学生2　左半身が動かないというのは,左の上下肢ですか?
磯部　本人の訴えは左手と左足が動かない。

学生2　左半身は上肢も下肢も同時に動かなくなったのですか？
磯部　そうですね。
学生2　その症状がだんだん悪くなったりしていますか？
磯部　この人は，目が覚めたときに手足が動かなかったのです。その後，どんどん悪くなっているという訴えはありません。ずっと動かないまま。
学生3　気分が悪くなったときは，意識を失っていますか？
磯部　意識を失ったとは訴えていません。
学生4　風邪をひいたりはしなかったですか？
磯部　最近，風邪をひいたという訴えはありません。
学生4　呼吸困難もありませんか？
磯部　息は苦しくない。
学生5　第1子を自然分娩した際に，大きな合併症や産褥期の異常はありましたか？
磯部　出産・分娩の経過は順調でした。
学生5　現在の妊娠合併症も特にありませんか？
磯部　例えば，何を聞きたい？
学生5　高血圧。
磯部　「経過はどうですか？」というのと，「妊娠中に高血圧と指摘されたことはありませんか？」というのでは，質問の重みが違います。この人に高血圧はありません。糖尿病もありません。直接質問では，漠然とした質問よりも，個別の問題を聞くことのほうが大事です。単に妊娠の経過を知りたいわけではなく，今日のこのイベントに至った原因を考えるために質問しているわけでしょう。

鑑別診断

磯部　だいたいそんなところですか？　現病歴は，患者の訴えと，間接質問・直接質問を織り交ぜてこちらから聞いて完成させるものですが，病歴を聞く，現病歴を記載する目的は何ですか？
学生1　鑑別診断。
磯部　患者の何が問題かを考えていくプロセスを，鑑別診断と言っています。正解を1つ当てようという受験勉強的な発想ではだめです。例えば，試験で症例の問題が100問あったとして，95問正解だったら君たちは満足かもしれないけれど，臨床は違います。患者が100人いて，95人の診断が当たったことよりも，5人の診断を間違えたことのほうがはるかに重大です。

　鑑別診断をするときには，どういう観点で診断名を挙げてこなければいけないか，前にお話ししましたね。そもそも当該の問題を説明できる疾患や病態（「蓋然性」）のうちの「頻度」「緊急性」「重大性」の3つです。もう1つ，経験の少ない人は「時間」の要素を忘れますね。病状は1断面で考えてはいけません。これが推論の鉄則です。

　この患者さんですが，この観点からどういう鑑別をしますか？　可能性があるものを包含的に網羅する。そのうえで，それぞれに重み，軽みをつける。違うものを削るという作業が診断推論です。この患者さんは何だと思っているのですか？
学生2　脳梗塞。
学生3　脳出血。
学生4　脳腫瘍。
磯部　いいよ。学生は間違いを恐れます。なぜかというと，正しい答えを導きたいからです。「この人

が脳腫瘍とは違うところを言え」と言われたら，いくらでも言えます．だけど，likelyなものを挙げてくる過程で，unlikelyなものも同時に挙げなければいけません．実際の現場では，症候から予想もしない疾患に行き着くことは，珍しくありません．

■「突発性に左片麻痺を発症した妊娠22週の28歳，女性」の鑑別

磯部　現状でわかっている情報から，この症例のタイトルをつけてみよう．どういうキーポイント，キーワードがあるのか．

学生1　急性に．

学生2　左片麻痺．

学生3　妊娠中の．

磯部　妊娠22週の……

学生5　若い女性．

磯部　「突発性に左片麻痺を発症した妊娠22週の28歳，女性」．大事なキーワードはすべて含まれていますか？　こういうキーワードで考えて，それに多少でもいいから関係するような部分をもつ病態・診断を挙げるのです．その作業がまず，鑑別の一歩です．

　そうすると，脳梗塞，脳出血，脳腫瘍以外にはないかな？

学生1　子癇．

磯部　子癇は妊娠22週のところ以外に，何が関係してくるの？

学生1　左片麻痺．

磯部　まあ，いいでしょう．

学生4　高安病．

磯部　高安動脈炎，血管炎．急性じゃないけど，麻痺を起こすことがありますよね．

学生2　多発性硬化症（MS）．

磯部　多発性硬化症．時間的に多発すると言うけれど，初発のときはあるよね．末梢神経疾患は血管炎のほかにはないですか？　麻痺する疾患．

学生1　Guillain-Barré症候群．

学生2　多発神経炎．

磯部　末梢神経炎の分布による分類は？

学生2　多発神経炎，単神経炎，多発単神経炎．

学生5　重症筋無力症は麻痺がきませんか？

磯部　急性にはまったく該当しないけれどもね．いいですよ．

学生3　心臓の中の血栓か何かが，脳ではなくて，手足の動脈に飛んだっていうのは？

磯部　末梢動脈塞栓症だね．症候がかなり違いますが，鑑別に入れておいてもよいです．あとで否定するのは簡単です．ほかに麻痺する疾患，筋疾患はありませんか？　脊髄の他の疾患だってあるでしょう？

学生3　……

磯部　これまでの君たちの患者への質問は，経過に書いてある話をもっと詳しく知りたいということが大半でした．次の段階として，鑑別診断という観点からの質問をしなければいけません．そうすると何かありますか？

　君たちの鑑別診断のリスト（図11-2）では，脳梗塞が最初に出てきたよね．脳梗塞を分類してごらん．

学生1　心原性塞栓症．

▶図11-2

学生が挙げた鑑別診断のリスト		
突発性に左片麻痺を発症した妊娠22週の28歳，女性		
可能性が高く見逃せない疾患	可能性があり否定できない疾患	可能性は低いが念頭に置いておくべき疾患
脳梗塞 脳出血	脳腫瘍 多発性硬化症 多発性神経炎（Guillain-Barré症候群） 多発単神経炎 膠原病 血管炎 脊髄損傷	筋ジストロフィー症 重症筋無力症 高安動脈炎 末梢動脈塞栓症 血管炎

磯部　心原性塞栓症。それからあと2つ。
学生5　アテローム血栓症。
学生2　ラクナ梗塞。
磯部　だいたい3〜4割ずつです。ほかに珍しいものもありますが，それぞれ発症も，症候も，原因も違います。この人に一番ありそうなのは脳血管障害だと君たちは思っているらしい。であれば，そういう観点で聞いていかないと鑑別できません。ちなみに，脳出血を分類してごらん。
学生2　脳内出血。
学生3　硬膜下出血。
学生4　くも膜下出血。
磯部　いいよね。頻度の高い疾患はそんなところですか。それぞれに急性と慢性があります。慢性硬膜下血腫，急性硬膜外血腫，いろいろあるよね。このへんの鑑別ができるだろうか？

▶図11-3

脳血管障害の分類と鑑別			
脳梗塞		脳出血	
アテローム血栓症 心原性脳塞栓症 ラクナ梗塞		時間経過別 慢性 急性	部位別 脳内 くも膜下 硬膜下 硬膜外

　　　若い人の脳出血の原因で圧倒的に多いのは何だと思う？
学生5　外傷？
磯部　そうだよ。君たち，この人は頭打ったか，転んだか，そんなことは聞いたの？　重要な情報だよ。例えば，老人の慢性硬膜下血腫は，頭を打った既往もないのに出血するでしょう。出血に関連して言うと，妊娠が関係してくるね。先ほど聞いてくれたけど，高血圧が大事だよね。妊婦さんが脳出血を起こすということが，昔はありました。この人は打撲も転倒もありません。患者が必要なことをすべて医師に申告するとは限りません。例えば，家庭内暴力だったら患者は言わないかもしれないよ。

　　　　　　　Guillain-Barré症候群を疑ったら，どういう情報を聞くと，「らしさ」が増す，減る？
学生4　症状が出る前に，風邪らしい症状があるかどうか．
磯部　あなたはさっき，それを念頭に聞いたのでしょう？
学生4　はい．
磯部　あるいは，もしGuillain-Barré症候群だったら，空間的にどういう分布をするの？
学生2　両手足の先のほうから．
磯部　そういうのを何というのですか？
学生2　末梢性．
磯部　glove-stockingと言うでしょう．この人は左手が麻痺しているということですが，右は大丈夫なのですかと聞くと，実は右も少しびれていると言うかもしれないでしょう？　そういう情報が大事です．君たちはもう，脳血管障害と思い込んでいませんか？　自分の思い込みから診断をせばめてはいけません．
　　　　それでは，出血か梗塞かを考えるために，何か聞くことはありますか？　common diseaseです．若年女性でもあり得る疾患ですが，普通はないよね．
学生3　心臓が悪いと言われたことはありますか？
磯部　どうして？
学生3　心原性を疑って．
磯部　最初に聞いてほしかった質問だよね．この人は心臓が悪いとは言われていませんが，それに関連してほかに聞くことはありませんか？
学生5　心電図の検査で引っ掛かったことはありますか？
磯部　いい質問ですよ．若い女性，家庭の主婦は普通，特別のことがないと心電図をとりません．
学生1　動悸や息切れはありましたか？
磯部　そういうことですね．普段の症候を聞く．心臓が悪いかもしれない，心房細動かもしれないということで，診断に少し近づくかもしれません．
　　　　出血と梗塞，鑑別のポイントは何だろう？　僕たちはCTを見る前に，出血・梗塞，どこが悪いか「見立て」をしています．
学生2　くも膜下だと……
磯部　症候は典型的ではないよね．頭痛はないでしょう？　片麻痺で来ている．だけど，くも膜下は挙げておかなければいけないのです．なぜですか？
学生2　緊急性・重大性が……
磯部　そう．今すぐ診断しないといけないからです．あとは年齢が若いからだね．動脈硬化性の脳血管障害を起こすには若すぎる．それに処置が違うからです．
学生2　除外する必要がある．
磯部　あと，今聞いておきたいことはありませんか？　いいですか？　大事なことを聞き落としても先に行きますよ．病歴はまた今後時間の経過のなかで，繰り返し聞き直すものです．

外来受診時の現症と一般検査の結果

磯部　皆さんには英語を覚えてほしいので，現症はあえて単語を英語で書いておきました．

▶図11-4

```
外来受診時の現症
HT 166cm, BW 69kg, BT 36.8℃, PR 80/min regular, BP 94/58mmHg
consciousness；alert, orientation；good, memory；good
skin：normal moist, normal color, cyanosis（－）, LN；not palp
eyes：not anemic, not icteric, ptosis（－）, extraocular movement；full & smooth,
      pupil；isocoric, light reflex；＋/＋ prompt, eye close；rt 5/lt 5
      mouth close；rt 5/lt 5, tongue deviation（－）
neck：thyroid np, bruit（－）, jugular vein；not dilated
lung：normal vesicular sound, coarse crackles（－）
heart：apex beat；not palp, heart sound；holosystolic murmur（LevineⅢ/Ⅵ）, Ⅲs↑
abdomen：soft, no tenderness, liver・spleen・kidney：not palp
extremities：pretibial pitting edema（－）
neurological：lt-hemiparesis, speech；normal, sensory；normal
deep tendon reflex：upper limb；rt＞lt, lower limb；rt＞lt, Babinski；－/－,
      gait；impossible
```

　　　　　　　神経と心臓に分けて考えよう。神経のほうの異常を，まとめてください。色をつけてあります。
磯部　A君，下の2～3行はどういう意味ですか？
学生1　左の片麻痺がある。深部腱反射が上肢・下肢ともに左で低下。あと，歩行ができない。
磯部　左半身麻痺で，実際に動かないわけです。
　　　君たちが作った鑑別診断の表は，中枢性の疾患と末梢性の疾患，筋疾患，血管炎が交じっています。その観点から，この身体所見でどう考えますか？
学生1　上肢・下肢の単神経麻痺というより，中枢性の可能性がある。
磯部　なるほど。腱反射は？
学生4　腱反射が低下。低下しているから中枢性でもないのかなと思ったのですが，ちょっとわからなくなりました。
磯部　末梢だろうか，中枢だろうか？ Babinski反射は陰性ですよ。やはりGuillain-Barré症候群じゃないの？ 錐体路徴候は知ってるよね。一次ニューロン，二次ニューロン？ そういう観点で，この神経所見の解釈は？
学生4　左の多発性の神経炎。
磯部　左上肢・左下肢がそれぞれに障害された，二次ニューロンの障害。それでいいですか？
学生2　私は中枢性の異常だと思います。
磯部　理由は？
学生2　腱反射が低下していることは，ちょっと矛盾するかもしれないけれども，否定する症候にはならない。一次ニューロンがやられているのではないかと。
磯部　中枢性であれば，本来，錐体路徴候でBabinski反射は陽性に出るはずだよね。中枢性だと思う根拠は何ですか？
学生2　この人は発症様式が突然なので，上肢・下肢の麻痺が突然起こるというのは，末梢性では考えにくい。でも，患側での腱反射の低下がよくわかりません。

▶図11-5

障害部位による四肢運動麻痺の鑑別

	一次ニューロン	二次ニューロン	筋
筋萎縮	−	＋ 遠位筋	＋ 近位筋
筋トーヌス	亢進	低下	
腱反射	亢進	低下	正常〜低下
病的反射	＋	−	−
線維束性収縮	−	＋	−

磯部　発症経過と麻痺の分布は重要なポイントだね。左上下肢というのは，1カ所の中枢の場所で説明できると思いませんか？ 複数の場所を考えなくても，1つの病変で説明できます。末梢で弱い点は，やはり分布がおかしいこと。glove-stockingではないし，左半身麻痺でしょう。すると，たまたま左の上肢・下肢が同時にやられる確率は低いし，しかも急性に生じている。君たちが困るのは，腱反射とBabinski反射だよね。どう考えますか？

学生2　急性期は中枢がやられたとしても，亢進ではなく低下。

磯部　いいですね。先ほど話したように，時間の経過とともにすべてのものは変わっていくのです。脳血管障害で錐体路徴候を起こすと，最初はまず麻痺がくる。発症直後にBabinski反射は出ません。腱反射が亢進するのは，少し経ってからです。超急性期には，腱反射が低下する時期があります。ほかに錐体路徴候の何を知っていますか？ Chaddock反射，Trömner反射，Wartenberg反射，たくさんあるよね。そういうのは，時間を追って出てきて，さらに痙性麻痺を起こし，ミオクローヌスを起こす。経過で変わるのです。君たちは錐体路徴候としてまとめて覚えているけど，決して同時に生じるわけではありません。そういう観点からすると，この人は中枢性に急性に麻痺が出現したと考えて，矛盾はありません。スタティックに考えないことです。病状や症候は，常に時間の経過のなかでダイナミックに考えてください。

　　　さあ，鑑別として中枢性の麻痺らしい……

■ 尿・血液所見

磯部　血液の所見を見てみましょう。何か聞きたいことはありますか？

▶図11-6

血液検査所見
CBC：RBC 318, Hb 9.3, Ht 27.8, MCV 87, MCH 29.2, MCHC
　　　33.5, PLT 14.6, WBC 6,500
ESR：23
hemostasis：PT 11.7, aPTT 34.6, fbg 520, TT 93.3
chemistry：TP 5.4, Alb 3.0, T-Bil 0.4, ALP 145, GOT 11, γ-GPT 6,
　　　LDH 179, CK 21, T-Cho 152, TG 148, BUN 7, Cr 0.4, UA 2.6,
　　　Na 136, K 3.8, Cl 105, Ca 7.4, P 2.3, Fe 16
serology：CRP 0.31

学生3　炎症の所見と貧血があります。歯科治療はしていませんか？

磯部　どうして？

学生3　感染性心内膜炎かなと……

磯部　なるほど。歯科治療はしていません。この人の炎症所見は病的ですか？　常に「今日のイベントに関係しているかどうか」という観点で考えていかなければいけません。感染性心内膜炎という病名が今出てきましたが，それを疑うような所見かを考える。もし疑えば，次の検査をしなければいけません。血沈とCRPをどう思いますか？　フィブリノーゲンも多いよ。

学生4　妊娠しているので，フィブリノーゲンは上がってもいいのではないのかなと思います。

磯部　そうですね。フィブリノーゲンが上がったり貧血があると，炎症がなくても血沈は亢進します。フィブリノーゲンが多いのは，妊娠の影響でしょう。妊婦はいろいろなデータが動きます。生理的な反応です。CRPも若干上がることがあります。貧血にもなる。循環血漿量が増えるのです。妊娠末期では50%増えます。カルシウムも低いですね。問題ですか？　副甲状腺機能を調べますか？

学生4　アルブミンが低いので，補正してやらないと。

磯部　正常になりますね。生化学でカルシウムの代謝を勉強したと思いますが，きちんと理解していますか？　血中のカルシウムは，50%がアルブミンと結合しています。
　　　血液検査には診断的な情報はなさそうだね。先に行こうか。

■ 心電図

磯部　心電図に異常はありますか？

学生3　正常だと思います。

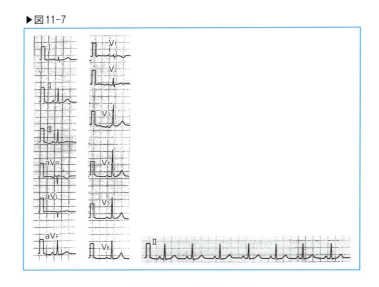

▶図11-7

磯部　所見はあるよ。移行帯はどこにある？

学生5　V₁とV₂の間。

磯部　V₁，V₂のRが高くなる病的な異常は何ですか？　2つ習った？

学生5　右室肥大。

磯部　右室肥大。もう1つは左室後壁の梗塞です。この人はどちらでもありません。心臓の電気軸が，単に少し横に捻れているだけです。下から見て，counter clockwise rotationと言います。病的ではありません。

■ 胸部X線写真

磯部 はい，胸部X線写真。何か病的な問題はありますか？

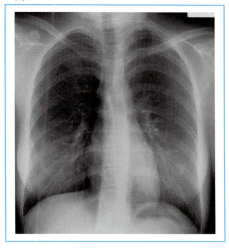

▶図11-8

学生1 気管が右に……

磯部 寄っているね。病的ですか？ こういう心臓の形を何と言うのですか？

学生1 滴状心。

磯部 若い女性には多いですね。この人は側弯症でしょう。気管支が中央にない理由かもしれません。たぶん，麻痺があったのでX線を撮るとき正面を向けなかったのでしょう。
　今日のイベントに関係があるかどうかという観点で，常に考えて読んでください。

■ 心音図

磯部 心音図は見慣れないかもしれません。Ⅰ音とⅡ音はわかりますか？ C君，Ⅰ音はどれだろう？ どうやって同定すればいいかわかりますか？

学生3 間隔ですか？

磯部 違います。間隔だけではわかりません。頻脈になったらわからないでしょう。

学生4 心電図。

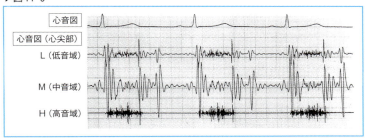

▶図11-9

磯部 そう。心電図でQRSはどういうタイミングですか？

学生4 心室の収縮の開始。

磯部　収縮が始まって閉まる弁は？
学生4　僧帽弁。
磯部　それが何音ですか？
学生4　Ⅰ音。
磯部　そう。T波の後にあるのは大動脈弁が閉まるときの音で，Ⅱ音だよね。その後にある心音は？
学生4　Ⅲ音。
磯部　拡張早期だからね。そのとおりです。Ⅳ音もあります，低中音成分。QRSと同じタイミングで非常に振幅の低い揺れが見えるでしょう？　そのⅣ音は耳では聞こえません。Ⅲ音が異常に大きいね。大きくなる理由は何ですか？
学生4　心房にあるたくさんの血流が心室に入る。
磯部　うーん。まあ，そうかな。Ⅲ音は，急速流入期の終わりに拡張が止まってぶるんと揺れるときの音です。だから，多量の容量負荷がかかるとⅢ音が聞こえます。正常人で，生理的にⅢ音は聞こえますか？
学生4　若ければ。
磯部　子どもでは聞こえますよね。ほかに生理的に聞こえるのは？
学生4　妊娠。
磯部　循環血漿量が増えるからね。でも，この人のⅢ音は異常に大きいよ。この人の心臓に雑音はありますか？
学生5　収縮期に高音域にみられるのが雑音だと思います。
磯部　ありますね。雑音のタイプは逆流性ですか，駆出性ですか？
学生　駆出性。
磯部　理由は何ですか？　ポイントは何だろう？
学生5　収縮の中期に大きくなるのが逆流性。
磯部　駆出性では？
学生5　最初にピークがある。
磯部　そんなことは教えていません。ものを覚えてはだめだよ。理屈を知らずに暗記すると頭が悪くなりますよ。病態からものを類推しないと，1人1人違う患者の診療ができません。大事なことは，経験則ではなく，多様な症状・症候・結果を示す患者の病態の根幹を知ることです。それによって，個別の病態診察をするのです。
　　　駆出性と逆流性の違いは何か？　Ⅰ音とⅡ音が出るタイミングは，左室圧，大動脈圧，左房圧の関係で理解してください。弁膜症で言うと，代表的な逆流性の収縮期雑音は何ですか？
学生5　僧帽弁閉鎖不全。
磯部　僧帽弁閉鎖不全（MR）というのは，左心房と左心室の圧較差が逆流につながります。逆流はどこから始まるのか？　左室圧が上がった瞬間からでしょう。どこで終わりますか？
学生1　Ⅱ音。
磯部　大動脈が閉じるのと同時でしょう。この圧較差のエネルギーが雑音になるのです。途中がどういう形であろうがかまわない。ただ大事なことは，Ⅰ音とともに始まり，Ⅱ音とともに終わることです。この人の雑音は，Ⅰ音とともに始まっていますか？
学生1　そうです。
磯部　収縮期の駆出性雑音の代表的な疾患は何ですか？
学生1　大動脈弁狭窄（AS）。

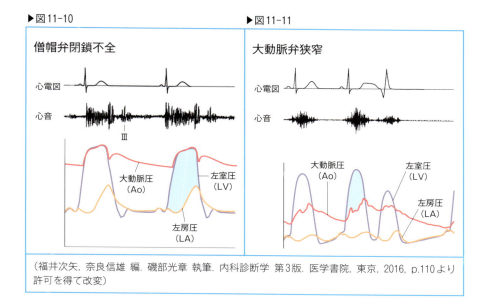

(福井次矢, 奈良信雄 編. 磯部光章 執筆. 内科診断学 第3版. 医学書院, 東京, 2016, p.110より許可を得て改変)

磯部　ASの圧はどうかというと，大動脈圧の立ち上がりが遅くて，ぎざぎざしている．鶏冠状というね．ASの場合は，この圧較差が音のエネルギーに変わるのです．この圧較差は，Ⅰ音とともに始まるのではなく，Ⅰ音からややあって始まり，だんだん大きくなる．そして，圧較差がなくなるⅡ音の手前で終わる．重症ASであれば，Ⅱ音まで続きます．これは理屈であって，バリエーションはたくさんありますが，そのバリエーションを考えるためには，理屈を知らないといけません．この人の雑音はⅡ音で終わっていますか，Ⅱ音の手前で終わっていますか？

学生3　Ⅱ音で終わっている．

磯部　Ⅰ音とともに始まってⅡ音で終わっているから，逆流性なのです．それでⅢ音があるから，左心室に容量負荷がかかっている．心尖部に逆流性の雑音が聞こえる疾患で代表的なものはMRだと言ったけれど，頻度順に2番目，3番目は？

学生3　TR（三尖弁閉鎖不全症）．

磯部　そのとおりだね．少ないけれど，代表的なのは？

学生3　感染性心内膜炎．

磯部　それは雑音の原因病名ではありません．心室中隔欠損（VSD）です．逆流性雑音とⅢ音が聞こえる疾患です．

指示すべき検査

磯部　初期にやるべき情報収集は，これで終わりです．救急車で患者さんが来た，話を聞いた，診察した．心電図，X線，血液を検査した．次にどうしますか？　ガイドラインもマニュアルもありません．あとは君たちが，どうするか考えるのです．

学生2　心エコー，カラードップラーで，今言ったVSD，MR，TRがないかを見てみる．

磯部　検査は山のようにあります．やればこういう所見が得られるだろう，あるいは何かわかるということは，みんなそれなりにあるのですが，この人の診断を急ぐ必要性は，状況からわかるでしょう．検査は，同時に全部はできません．必要なものと優先順位を選ばなければいけません．

■ 追加検査の判断

磯部 必要性を判断する観点はいくつかあります。

▶図11-12

検査を行うかどうかの判断の基準	
特性	感　度：疾患のrule outに有用か？
	特異度：疾患のrule inに有用か？
緊急性	診断を急ぐときに時間のかかる検査は行わない
侵襲性	患者は何を失うか？
	どのようなリスクを負うか？
経済性	患者の負担，社会の負担
蓋然性	疑っている疾患が正しいと思われる確率は？
利用可能性	施設・医師によってできる検査とできない検査がある

　　1つは検査の特性……感度・特異度です。感度が高い検査は，陰性だったときに特定の疾患をrule outするのに役に立ちます。特異度が高い検査は，陽性だったときに特定の疾患をrule inするのに役に立ちます。もちろん100％というのはありません。もう1つは侵襲性です。失うものはなるべく少ないほうがよいのですが，診断の蓋然性が高くて，検査によって診断され，予後や症状を改善できると考えれば，侵襲性が高くても検査を行います。それから経済性，緊急性です。
　　そういうことすべてを勘案して，この人に何を，どういう順番でやるかを判断するのです。この人にはどうしますか？　心エコーからでいいですか？

学生2　頭部のCT。

学生3　MRI。

磯部　CT，MRIを撮る。両方はできないな。まず，どちら？

学生1　超急性期だと，たぶんCTで脳梗塞は写らないから……

磯部　写らないですね。MRIで写るのは何時間で，CTで写るのは何時間ですか？

学生1　MRIが6時間とか。

磯部　習ったでしょう。CTは5〜6時間，MRIが2時間ぐらいで，時間差があるよね。急性期の脳梗塞を診断する感度は，時間的にはMRIのほうが早い。ほかのメリット，デメリットは何？

学生4　CTは，おなかに赤ちゃんがいるので……

磯部　撮ってはいけない？

学生4　あまり撮りたくないかなと思うのですけれど。

磯部　撮るか，撮らないか，という決断をしなければいけません。確かに，あなたの言うことは正論です。妊婦に放射線を当てていいのか？　一般論としては「不可」です。でも，今は一般的な話をしているのではなくて，この人にどうするかという話をしているのです。

学生1　緊急なので，やったほうがいいと思います。

磯部　緊急というより，CTを撮ることのリスクよりも，必要性がはるかに上回るという判断ではないかな？　時間のファクターを考えましょう。出血を見落とすと，予後に影響するでしょう。もう1つは，一般論としては妊娠22週の胎児に放射線を当てたくないけれど，君たちの医学的知識からいうと，どうですか？

学生1　22週は，器官形成期などは過ぎている。

磯部　終わっていますよね。では，6週ならどうしますか。

学生1　やめておいたほうがいい。

磯部　6週であっても，僕はこの人のCTを撮ります。くも膜下出血や脳内出血とすると，場合によっては取り返しのつかないことになる可能性が高い。それに比べると，妊娠や催奇形性の問題は，確率は非常に低いという判断からです。でも，患者さんが嫌だと言ったら撮りません。ただ，検査の選択は，基本的にはまず医師が決めることです。あと，CTかMRIかを決める際のメリット／デメリットは何ですか？

学生5　MRIは時間がかかります。

磯部　時間がかかるよね。MRIは30〜40分かかる。CTは？

学生4　10分ぐらい。

磯部　部屋に入れば数分……

　君たちの頭の中は，もう医師になっているね。何か大事な情報をとり落としているだろう？　一般的な医学知識だけで考えているのです。何度も言うけれど，目の前にいるこの患者を診ているのです。CTかMRIを選ぶのは，どういう情報が必要だからですか？

学生2　片麻痺の原因が脳梗塞であると確定したい。

磯部　MRIだと梗塞が早くから写るというのは，一般的な医学知識だよ。

学生2　発症からの時間が大事……

磯部　君たちのしているのは「医学談義」だよね。この人の診療をしている局面にあることを，すっかり忘れているね。この人はいつ発症したのですか？

学生　……

磯部　何時間経っていますか？　今何時ですか。

学生4　12時半。

磯部　君たちは時間を考えていないでしょう？　最初に，発症はいつで，何時間経過していて，今はどういう状況にあるかということを，こと細かに聞かなければいけません。君たちが聞き落とした一番大事な情報は，梗塞と出血の鑑別に必要な発症様式です。いつ，どのように始まり，どのように進んだのか，どのように完成したのか，発症後どれほどの時間が経っているのか。発症してから12時半に救急車が来るまでの時間の経過について，君たちは聞こうと思わなかったのですか？　朝食後に症状が出たと患者が言っているけど，そもそも何時だったんだろう？

学生　……

磯部　この人は，この日5時過ぎにごはんを食べたのです。5時半頃に具合が悪くなった……自分の文化や習慣で患者の病状を類推してはいけません。人間はみんな違う文化で生きているのです。違う生活をして，違う教育を受け，違う考え方をもち，違う宗教をもち，違う収入で生き，違った人生を送ってきたのです。君たちは，朝飯は7時頃に食べるものだと思っていたのかもしれないけど，この人の生活は違うんです。

　この人の夫は3交代制の工具生活をしています。この日は早番で，6時の出勤でした。患者さんは4時半に起きています。赤ちゃんもいる。4時半に起きて食事を作って，夫は5時半に家を出ました。そのとき，急に何とも言えない気分不快に襲われました。夫が出た後に，もう一度寝たのです。目が覚めたのが10時半で，そのときには左手足が動きませんでした。夫を工場から呼び戻しました。夫が帰ってきたのが11時過ぎ。大変だということで救急車を呼んで，12時過ぎに病院に来たのです。

　君たちは，発症時の時間と状況を詳しく聞くべきでした。5時半に発症して，その後4時間ぐらいの間に完成しています。発症して，もう6〜7時間経つわけでしょう。そういう状況で今，CTを選ぶのか，MRIを選ぶのかを考えなければいけません。どちらを選びますか？

学生2　CT。
磯部　梗塞だとしてもCTでわかる，出血も否定できる．一般的知識を個別の患者にアプライすることを常に考える．この患者を診ているのだということを忘れてはだめです．

■ 頭部CT
磯部　CTを見てください．どういう所見ですか？

▶図11-13

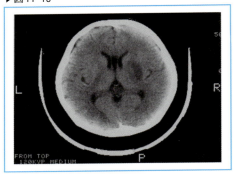

学生2　右の大脳皮質．
磯部　そうですね．場所はどこですか？
学生2　被殻．
磯部　画像的には何と表現したらいいのですか？
学生2　低吸収域．
磯部　いいですね．病変としては出血？　梗塞？
学生2　梗塞．
磯部　単純CTでlow densityになるのは梗塞ですね．今ある神経症状を説明できる部位ですか？
学生2　できます．

▶図11-14

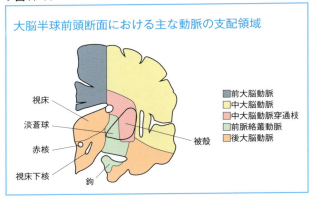

磯部　被殻，内包．いいですね．左上下肢の麻痺．血管障害だよね．どの血管ですか？
学生2　中大脳動脈．

磯部　……の枝ですね。何か治療はできますか？ 血管内治療や，特異的な治療はできますか？
学生2　時間が経っているので。
磯部　脳血栓ですか，脳塞栓ですか？
学生2　塞栓。
磯部　時間の経過が大事です。発症時の時間経過，発症後の時間経過。このケースでは話を聞いただけで，脳塞栓とわかります。君たちは残念ながら，脳血管障害を疑っておきながら，診断・治療に関わる大事な情報をミスして，治療に関わる議論もできませんでした。
　　　すでに血管内治療ができない時間帯になっています。脳塞栓が疑わしければ，次に何をしますか？
学生3　心エコーです。

■ 心エコー

磯部　図11-15はこの人の心エコーです。僧帽弁閉鎖不全による逆流です。どういう異常ですか？
学生3　僧帽弁に疣贅が……

▶図11-15

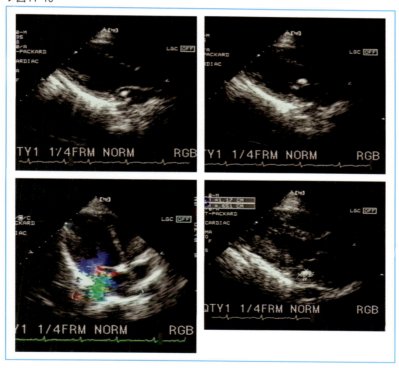

磯部　前尖だね。そこに，逆流が見えています。疣贅でしょうか？ 今見えているものを測ると12mmです。Bさん，今朝この人は何を起こしましたか？
学生2　疣贅の菌の塊が脳に塞栓を起こした。
磯部　それで脳梗塞になった。本当ですか？ だって，まだあるじゃない。
学生2　その一部分が……
磯部　一部が飛んだ。今後何が予想されますか？

学生2　もっと飛ぶかもしれない。
磯部　飛ぶかもしれない？　飛んだらどうなりますか？　今朝飛んで梗塞を生じたのは，中大脳動脈の穿通枝です．E君，今朝飛んだのは何ミリぐらいだと思う？
学生5　1〜2mm．
磯部　今見えるものは12mmあります．飛んだらどうなると思いますか，最悪で？　死亡しますね．この症例の問題は，ここからなんです．君たちにこの人を救ってほしいのです．救う方法を考えてください．
　　　妊娠22週です．カテーテルなどで左心室内の塊を取る方法は存在しません．塞栓症を予防する方法は，手術しかありません．

■ 原因検索のために行うべき検査計画

磯部　さて，患者さんの今後の対応を考えよう．E君，心エコーの所見から言えることは何ですか？
学生5　感染性心内膜炎だと思います．
磯部　理由は何ですか？
学生5　疣贅が付いていた．
磯部　疣贅があれば，すべからく感染性心内膜炎でしょうか？　確かに，感染性心内膜炎はcommon diseaseですし，疣贅が付きます．診断基準を参考にして，確認しなければいけません．
学生5　血液培養．
磯部　感染性心内膜炎を疑ったら，血液培養は必須ですね．検査には偽陽性も偽陰性もあり，失うものも，侵襲もあります．常に感度・特異度を考えます．血液培養による診断感度は高いですか？
学生5　高くありません．
磯部　たぶん感度は50%ぐらいです．特異度は60%ぐらいでしょう．しかし，やりようによって，それを高める方法があります．時間と場所を変えて繰り返しやると，感度も特異度も上がってきます．逆に言うと，得た結果が陽性であったときに，それが意味のある陽性かどうかは，その検査をしたときの条件を知らなければいけません．時間的・場所的に異なった複数の検体を採取すると陽性に出やすく，かつ，同じ菌が繰り返し出れば特異度は高くなるのです．
　　　血液培養はするとして，この人が感染性心内膜炎である可能性はどうだろう？　CRPは陰性ですよ．すでに得ている情報を確認してみよう．病歴では？
学生5　感染徴候．
磯部　感染徴候の有無を判断するには，具体的に患者さんに何を聞いたらいいですか？
学生1　発熱．
磯部　そうだね．病歴は検査以上に大事です．君たちは聞いてくれませんでしたが，発熱だけじゃなく体重減少・食思不振・発汗・全身倦怠感などの全身消耗性疾患としての症状が出ます．そういう情報をつめていかなければいけません．この人は，発熱の既往も歯科治療の既往もない．口の中もきれいです．全身的にも健康だった妊婦です．血液のCRPは？
学生1　0.31 mg/dl．
磯部　CRPはほぼ正常．妊娠でも軽度上昇しますね．発熱もない．心エコーで疣贅のような異常構造物があることを除けば，心内膜炎らしくないよね．培養はやりましょう．でも，感染性心内膜炎である可能性は低いと考えなきゃいけないね．
　　　このエコーを見て，ほかにはどういう疾患が考えられますか？
　　　図11-16は心原性脳塞栓症の原因分類です．

▶図11-16

心原性脳塞栓の原因

危険性の高い原因	危険性が比較的低い原因	比較的まれな原因
機械弁	4週間より長く6カ月未	奇異塞栓
非弁膜症性心房細動	満の心筋梗塞	空気塞栓
感染性心内膜炎	うっ血性心不全	腫瘍細胞塞栓
拡張型心筋症	心房粗動	脂肪塞栓
4週間以内の心筋梗塞	非細菌性心内膜炎	
洞不全症候群	生体弁	
心房粘液腫	僧帽弁逸脱症	
左室瘤	僧帽弁輪石灰化	
心房細動を伴わない僧帽弁狭窄症	心房中隔欠損	
急性心筋炎	卵円孔開存	
	心房中隔瘤	

　　　　　脳塞栓症の特徴や原因を，もう一度よく勉強しておいてください。君たちは感染性心内膜炎のことしか頭にないようだけれど，いろいろなものが頭に飛ぶのです。Bさん，非弁膜症性心房細動で左心房・左心耳から飛んでいくものは何ですか。

学生2　左心房の血栓。

磯部　血栓だよね。A君，心房粘液腫で飛ぶものは何だろう？

学生1　粘液腫。

磯部　そのとおり，腫瘍です。Dさん，左心室から急性心筋梗塞・心室瘤・心筋症で飛ぶものは？

学生4　血栓。

磯部　そのとおりです。感染性心内膜炎がありますが，飛ぶものは何でしたか？

学生4　疣贅。

磯部　疣贅だよね。非細菌性心内膜炎あるいは非感染性心内膜炎という病気があります。癌の末期や全身性消耗性疾患，あるいはSLE（全身性エリテマトーデス）のときに，心内膜に炎症が起きて，やはり疣贅が飛びます。必ずしも全身の炎症を伴いませんが，疣贅が飛ぶこともあります。SLEではLibman-Sacks心内膜炎と言いますね。奇異塞栓というのは，聞いたことはありますか？

学生3　体循環系にある大静脈に戻ってくる血栓が，右-左シャントを通って大動脈に飛んでいく。

磯部　よく知ってるね。静脈系の血栓や異物，空気などがシャントを通っていく。君はシャントをもってますか？

学生3　ありません。

磯部　なぜわかるのですか？

学生3　これまでに指摘されていないから。

磯部　エコーを撮りましたか？

学生3　撮っていません。

磯部　でしょう？　人口の20〜25%に卵円孔が開いています。小さな穴でも，静脈血栓が通っていきます。それを奇異塞栓と呼んでいます。卵円孔開存は病気ではありませんし，無症候です。そこを静脈血栓・脂肪・空気などが通っていくのです。
　　　　　まとめると，飛んでいくものには，何がありましたか？

学生1　疣贅，粘液腫，血栓。

磯部　血栓が圧倒的に多くて，それから疣贅，粘液腫の順番です。感染性心内膜炎と決めつけたらだめ

ですよ。鑑別というのは，可能性のあるものを挙げて，否定する作業，あるいは可能性を高めていく作業をすることです。心内膜炎については，動静脈血の培養をしましょう。
　　　ただ，炎症がないので，ほかのものも頭に置いておく必要があります。どういう可能性がありますか？
学生1　心房細動。
磯部　発作性心房細動の可能性はあるけど，形態的に血栓が僧帽弁の前尖に茎をもって付着していることはまずないね。心房細動のほかには？　心内の血栓をつくるもの。若い女性に血栓ができた。
学生1　抗リン脂質抗体症候群。
磯部　はい，先ほど非感染性心内膜炎という病気の話をしたよね。背景因子は何だと言った？
学生1　SLE。
磯部　28歳の女性。血栓ができているかもしれない。心内膜炎があるかもしれない。何を調べたらいいですか？
学生1　抗核抗体。
磯部　事前確率は低くても，必要があれば，偽陽性がある検査をせざるを得ません。ほかには何を調べますか？
学生1　抗リン脂質抗体。
磯部　粘液腫は？
学生1　エコーの結果からあまり……
磯部　そのとおりです。形態的には「らしくない」よね。ただ，繰り返し言うように，炎症がないので，ほかのものも考えましょう。まれな可能性として，粘液腫は血液などでわかりますか？
学生1　γグロブリン。
磯部　いいよ。γグロブリンはなぜ上がるのですか？
学生1　粘液腫がサイトカインをつくる。
磯部　心臓粘液腫はIL-6の産生腫瘍です。だからγグロブリンが上がるのです。心臓粘液腫の患者がときに発熱したり，関節痛を訴えたり，血液の炎症所見が上昇するのは，IL-6の作用であることがわかっています。君たちが知るべきは，理屈や病態です。IL-6を調べましょうか。

■ 特殊検査の結果と治療法選択
磯部　ここまでのまとめと，数日後の検査の結果です。

▶図11-17

> CT所見は被殻領域の脳梗塞であり，エコー所見から疣贅による心原性脳塞栓症が最も強く疑われた。しかし，炎症所見がなく，活動性の感染性心内膜炎は否定的であった。非感染性心内膜炎や左房粘液腫などの腫瘍，血栓も否定はできなかった。

▶図11-18

> anti-DNA 6.1, CH50 36.0μ/ml, 抗カルジオリピン抗体（−）, lupus-anticoagulant（−）, IL-6＜4.0pg/ml, D-dimer 80ng/mlと，すべて正常範囲内である。
> 繰り返し行われた動静脈血液培養の結果は，すべて陰性であった。

磯部　それぞれの検査を行った理由はわかりますね？　結局，SLEや抗リン脂質抗体症候群は否定的です。臨床的にもSLEではありません。血栓症を示唆する陽性データもありません。一番疑って

いるのは感染性心内膜炎ですが，どうですか？
学生2　炎症所見が陰性で，血液培養も陰性です。
磯部　臨床経過はどうですか？
学生3　発熱や全身症状も，Osler結節もなくて，積極的に診断するのは難しいと思います。
磯部　みんな「らしくない」のです。しかし，心臓の弁に付着した腫瘤は外科的に取るしかありません。内科的な治療の選択肢は，現状ではないのです。
　　　この患者さんの今の問題は何ですか？
学生2　片麻痺。
学生4　妊娠中。
学生2　塞栓がもっと飛んでいく可能性がある。
磯部　塞栓源をまだもっている。最近飛んだものは，また飛びますよね。飛んだら最悪の場合，死亡する。これからの治療方針を立ててください。
学生5　外科手術。
磯部　どういう方法があり得るか……まずそこからディスカッションしよう。この人の治療法は，ガイドラインにも教科書にもありません。医師が自分で考えるしかありません。足りない知識は，本やネットで調べるか，あるいは誰かに聞けばいいのです。
　　　時間の経過は一本道です。実際の患者では1つの治療法しか選べません。まず，どういう方法があるか，どういう手術があるのか，どういう時期にやるのかを考えていきましょう。
学生5　心臓なので，取るときに体外循環を回さなければいけないと思います。
磯部　どういう術式ですか？
学生5　弁置換術。
磯部　僧帽弁置換はオプションの1つですね。ほかには？
学生4　弁形成。
磯部　そうです。mitral valvuloplastyという手術があります。弁形成ができなければ，弁置換になります。どちらかです。ほかにオプションはありますか？
学生1　経過観察。
磯部　いいですよ。そうすると，オプションは何もしないか，手術をするか，その2つしかないですか？
学生1　内科的治療で抗菌薬。
磯部　感染性心内膜炎の可能性を考えて，抗菌薬治療をするオプション。ほかには？
学生2　ワーファリン投与。
磯部　まず，抗菌薬をやるメリット・デメリット，やるかどうかから考えてください。
学生1　起因菌がわからないので，何を使えばいいのかがわからない。
磯部　わからないときのレシピがあります。普通はペニシリンGを中心に使います。やりますか？　やるメリットは何ですか？
学生1　もしかしたら，なくなるかもしれない。
磯部　アクティブな感染・炎症であれば，治まって小さくなっていく可能性はあります。実際にやる治療です。やる必要がないという理由は？
学生2　感染性心内膜炎は否定的だから。
磯部　炎症がないからね。炎症がなければ，メリットはないね。デメリットは，やはり妊娠していることです。抗菌薬は安全とはいっても，効く見込みの薄いものはやはりやりません。ワーファリンはどうだろう？

学生2　妊婦には禁忌。
磯部　絶対禁忌ですね。選択肢から消えます。残るのは，経過を観察するか手術しかないですか？　手術の術式は2通りあります。手術をするとしても，まだ選択肢はありますか？
学生2　妊娠しているから，出産するまで待つか。
磯部　そういうことですね。時期の問題です。妊娠は，時間の経過とともに大きく変わると思いませんか？　この人の治療法選択の重要なファクターです。
学生4　手術という侵襲の強い治療を出産前に行うと，胎児・妊娠の経過に大きな影響が生じる。
磯部　どういう影響が生じ得るのですか。
学生4　出血？
学生5　麻酔は？
磯部　妊婦さんの麻酔は，必要ならやります。では，心臓の手術は？
学生1　おそらく人工心肺につなぐことが，胎児に悪影響を……
磯部　そのとおりです。どういう悪影響だと思いますか？
学生4　ヘパリンですか？
磯部　ヘパリンで凝固を止めないと，人工心肺は回せません。そのため，妊娠中の待機的開心手術は禁忌です。したがって，弁形成術・弁置換術はできません。そうすると，オプションはまた狭まります。妊娠中の心臓の予防手術のオプションはないのです。緊急で直ちに手術をしなければ母体が死亡するような状況だったらやりますが，この患者はそうではありません。そうすると，どういうオプションが残されているだろう？
学生4　出産するまで待ってから，出産後に安定した状態で手術に臨むか，経過観察。
磯部　そうだね。でも，出産に関してのオプションはないの？
学生1　帝王切開を早めに。
磯部　それもオプションだね。出産の時期は選べるんです。満期産まで待つか，人工早産にして手術に備えるか。そのなかでも，何か選択肢はあるか？
学生1　どれぐらいの時期にするか。
磯部　時期だね。フルタームは40週ぐらいですか。この人は非常に複雑な患者で，大学に転院してきたときには23週になっていました。今はその段階で議論をしています。

インフォームドコンセント

磯部　この患者の診療にあたって，次のステップは何だと思いますか？
学生2　インフォームドコンセント。
磯部　多数の選択肢がありますから，インフォームドコンセントはもちろん必須で，最終的には患者の意思が尊重されます。インフォームドコンセントの大事な部分は，コンセントよりも，インフォームなのです。情報を提供しなければ，患者は選べません。医学的なことを説明するのは非常に難しくて，そのなかでこの人は重大な決断を迫られています。大事なことは，医師が提供する情報です。患者が意思決定するにあたって，必要な情報は何かを医師が考えないと，情報を提供できません。この患者が自己決定するにあたって，必要な情報は何でしょうか？
学生4　もし今疣贅が飛んだら，命の危険があるということと，胎児への影響について。
磯部　そうですね。飛ぶかどうか，飛んだときにどうなるかという話ですよね。エビデンスはありますか？　現状でどのような情報が提供できますか？
学生4　ここに飛ぶとこうなるとか……

磯部　足に飛んだら，腎臓に飛んだら，頭に飛んだら，というのは情報提供できるね．だけど，そういうことは，あまり患者の判断の足しにはならないんじゃないだろうか？　患者は何を知る必要があるだろう？

学生2　最悪の場合．

磯部　答えは．

学生2　死．

磯部　死亡します．「最悪の場合は死にます」と言われたときに，ほかに知りたいことは何だろう？

学生2　どのぐらいの確率か．

磯部　そうだね．どのぐらいの確率で脳に飛びますか？　いつ飛びますか？

学生2　わからない．

磯部　そうです．本を見ても，文献を見ても，ネットを見ても，エビデンスはないのです．医師の経験として，疣贅が飛んで重大な結果をもたらすことは何度も経験しています．飛んだら，最悪は死ぬかもしれないけれど，死なないかもしれない．いつ飛ぶかもわかりません．もし運良く足や手にでも飛んだなら取ればいい．腎臓に飛んだら血尿で終わるかもしれない．脾臓なら背中が痛いぐらいで終わるかもしれない……けれど，確率はわからない．ただ，先週，一部が剥がれて脳に飛んだというのが事実なんです．それを言うしかないですね．ほかにも，患者にとっての関心事はありますか？

学生4　23週で産んだときに，生まれた子に障害が残るのか，生きられるのか，もっと待つとどれぐらいの障害で済むのかなど．

磯部　週数で変わってくるということだよね．そのエビデンスはありますか？

学生4　ある程度あると思います．

磯部　どういうリスクが予想されますか？

学生4　32週未満だと，肺サーファクタントの分泌が不十分なので……

磯部　そうですが，患者さんにとっては，肺サーファクタントと言われても困ります．アウトカムとしては？

学生4　障害が残るかどうか．

磯部　死亡する，脳障害を残して育つ，無事に育つ，だいたいその3つでしょう．医学的な背景や理屈は説明すべきですが，患者は究極的にはそのアウトカムを知りたいのです．その確率が週数とともに変わるのはわかるよね？　調べれば簡単にわかります．あと，この患者は何を知りたいだろう？

学生4　弁置換だと，その後，薬を飲まなければいけなかったり，弁を取り換えたりしなければいけないということ．

磯部　弁置換に伴う術後の生活，術後のリスク．それは答えられますか？

学生4　答えられると思います．

磯部　手術そのもののリスクについても，患者には必要な情報です．それは外科医が必ずきちんと数字で説明します．弁形成術・弁置換術の死亡率は非常に低い．特に弁形成は安全です．弁置換は死亡率数パーセントと外科医が言うでしょう．術後のことでは，どういうリスクがあり，どういうケアが必要ですか？

学生4　抗凝固薬の内服と，弁が古くなったら取り換える．

磯部　弁置換には2通りあります．何と何ですか？

学生4　生体弁と機械弁．

磯部　生体弁はワーファリンがやめられるけれど，弁の寿命はだいたい10年で，再手術が必要になる

かもしれませんと説明します。機械弁は，耐久性はあるけれど，一生ワーファリンを飲まなければいけない。基本的に弁形成術・弁置換術そのものは非常に確立された手術で，100％安全とは言えませんが，ハイリスクではありません。説明しましょう。

　あとは？　患者の立場になってごらん。

学生4　……（沈黙）

磯部　君たちの頭の中は，もう医師になってるね。患者の視点に立って，気持ちを忖度できるのが良い医師の条件だと思うよ。

■ 治療と患者の人生と

学生1　今起きている麻痺は，今後どう治るのか，治らないのか。

磯部　やっと気づきましたか。今，この人は左手足が動かないのです。そのことは，この人にとって治療法を選択するに際して大事ですか？　判断に影響しませんか？

　君たちは1つの断面でこの人のことを考えているかもしれないけれど，この人には28年間の人生があり，今の生活があるのです。過去もあるし，家庭も家族もあるし，家計もあるし，未来に向かっての希望も心配も抱えて生きています。そのなかで，この人は重大な決断を迫られているのです。非常に複雑な状況のなかで，単に弁置換がどうだ，出産のリスクはどうだという話だけで，この人はものを決められると思いますか？

　君たち自身の文化や人生観，医学知識だけで，提供する情報の内容を決めてはいけないのです。それは君たちの世界であり，医師の世界の考え方です。患者は違う世界をもち，そのなかで選択をします。それを援助するのが医師であり，インフォームドコンセントです。「この患者の視点に立つとは，どういうことなのか」と個別に考えられる感性が，医師には必要です。この人は，現在麻痺がある状況で，自分の出産をどうするか，自分のリスクをどうするかを考えているのです。それを認識していなければ，患者にとって必要な情報は提供できません。

　この人にとって，現在の手足の麻痺の行く末は最大の関心事であり，これからの診療方針に極めて大きな影響を与えると思いませんか？

▶図11-19

以下のような説明を，患者および家族に行った。
　内科的には，被殻領域の脳塞栓による左上肢の弛緩性完全麻痺と，左下肢の不全麻痺である。リハビリにより，将来杖なしで独歩可能になる公算は高い。上肢に関しては，肩や肘を持ち上げられるようにはなっても，手指の正常機能が回復する見込みはほとんどないと判断される。
　脳塞栓の原因は，心臓の弁に付着した疣贅ないし腫瘍が飛んで塞栓を起こしたと思われる。さらに直径12mm程度のものが残っており，再び塞栓を起こす可能性がある。確率についてはなんとも言えないが，最悪命に関わる事態も予想される。僧帽弁閉鎖不全もあり，再塞栓予防のためにも速やかに手術を行うべきである。
　心臓外科からは，全身のヘパリン化を行うため妊娠中の手術はできないし，また脳梗塞直後の心臓手術は出血性梗塞を起こす可能性があり，できれば2週間は待ちたいと言われている。
　産科医によれば，この時点で妊娠中絶が許される時期が過ぎており，娩出された場合，児に対して適切な医学的処置を行わないことは絶対にできない。その場合，高度な障害を残して生存する可能性がある。娩出により児のintact survivalが得られる確率は，妊娠24～25週で68％，26～27週で71％，28～29週で88％であると言う。

　　　　君たちがリクエストした情報は提供しました．intact survivalというのは，新生児が死亡または重篤な後遺症を起こさずに育つ確率です．妊娠23週の今の時点では30％は死亡するか重篤な障害を残す，30週まで待てばそれが10％ぐらいになるだろう，というエビデンスです．フルタームになっても，ゼロにはなりません．
　　　　これだけの情報を提供して，患者はどうしたと思いますか？　君たちならどうしますか？　自分や自分の家族が患者だったらどうしますか？　この人は，自分の命か赤ちゃんの命，自分の人生でかけがえのないものを何か1つ失わなければいけないという決断を迫られているのです．

学生1　家族を呼びます．
磯部　もちろん呼びます．夫と両親が4人来ました．彼らはどういう選択をしたか，あるいは君たちだったらどういう選択をするだろう？　正解を聞いているのではないのです．そんなものはありません．
学生1　自分を第一に考えて，早産して早く心臓の手術を……
磯部　来週，帝王切開．赤ちゃんの3割のリスクは受け入れますと．
学生4　30週まで待機して……
磯部　そういう考え方もあるね．30週までに飛んで，死んでしまったら仕方がないと．そのリスクと引き換えるわけだね．
学生4　はい．
学生2　27週まで待って……
磯部　中間を取る．そういう考え方もあるだろうね．
学生2　子どもを優先して，満期産まで待つ．
磯部　自分が死んでも仕方ないけれど，子どもの障害のリスクを減らして産みたい．
学生2　子どもを産むことを優先したい．

■ 患者の選択，医師の選択

磯部　君たちの想像力はそこまでですか？
　　　　実は，この人は驚くべき，想像を絶する決断をします．この人には何が大事だったか……目の前にいる1歳半の赤ちゃんが何より大事だったのです．自分の命はもちろん大事ですが，その理由の第一は，1歳半の赤ちゃんなのです．自分が片麻痺であっても，寝たきりであっても，赤ちゃんを育てることが自分にとっての最も大事な価値だと，この人は考えたのです．
　　　　3割の確率ですが，もし重篤な脳障害をもった子が産まれたら，どうなると思いますか？　お母さんは片麻痺で，歩行もままならない．重篤な脳障害をもった子がいて，1歳半の赤ちゃんがいて，夫は3交代の工員で，この人の人生はどうなるか想像できますか？　患者さんはそういうことも考えたんでしょう．とにかく赤ちゃんを育てたい．おなかの赤ちゃんも大事で，楽しみだけれど，それ以前に，目の前にいる1歳半の赤ちゃんを育てたい．母親として生きていたい，という心をもったのです．夫も親4人も同じ意見でした．
　　　　出た結論は次のとおりです．

▶図11-20

> 患者は夫，双方の両親とも相談を繰り返した．最終的には，すでに1子があること，半身に障害をもつ状態で2人の育児は困難であること，早期の手術によって再塞栓の危険性を少しでも減らしたいことを主な理由として，妊娠の中断（人工中絶）を望んだ．

今すぐ，赤ちゃんを中絶してほしいというわけです．法律を知っているよね．妊娠23週での中絶は？
学生3　中絶はできない．
磯部　中絶はできません．でも，それを承知でこの人はそういう選択をしたのです．法を犯す，心の冷たいお母さんでしょうか？ この人はおかしくありません．普通のお母さんでしょう．自分が死にたくないということ以上に，目の前の赤ちゃんが大事なのです．母親として究極の決断をしたのだと思います．でも，法律上できないものは仕方ありません．

あとは結果です．どうなったと思いますか？
学生4　産んで，今も元気にしている．
磯部　ハッピーエンド？ テレビドラマだね．
学生5　逮捕されたかもしれない．
磯部　中絶して逮捕されるのは医師だよ．

▶図11-21
患者・家族は，この段階で中絶は許されないという産科医および循環器内科医の説明を受け入れた．ベッド上でリハビリを続け，6月2日（妊娠30週）帝王切開により1,140gの児を娩出した．6月9日，心臓手術を行った．僧帽弁に付着していたものは，石灰化・線維化を伴った血栓塊で，瘢痕化した疣贅として矛盾しないものであった．病理診断は，chronic thromboendocarditis（慢性で血栓を伴う心内膜炎）であった．僧帽弁形成術が施行された．術後経過は順調．血栓付着予防のため，ワーファリンの投与が開始された．
児は障害なく順調に生育している．退院時，患者は身体障害者3級相当と判定された．その後，独歩（杖歩行）可能となり，手指の運動機能もかなり回復した．半年後，ワーファリンが中止された．心エコーで経過をフォローしているが，問題はない．さらに1年後，患者は再度妊娠したとのことである．

　結局，医師と相談のうえで30週まで待つということで折り合いがついて，結果としては疣贅が飛ばずに済んだのです．ハッピーエンドです．3度目の妊娠は，自然流産したそうです．僕は生まれた赤ちゃんを見ていませんが，もちろん未熟児ですぐにNICUに運ばれて，無事に育ったそうです．最後に患者さんを診たときは，足をひきずりながら杖なしで歩いていましたが，手はやはり拘縮していましたね．でも，かなり回復していました．
　手術としては，弁形成術が行われました．結果として何だったかというと，疣贅だったのだろうというような組織でした．まれなことでもないのですが，不顕性に症状なしに感染性心内膜炎に罹患して，それが自然治癒したのです．疣贅だけ残ってしばらく経過したのでしょうが，非常に運の悪いことに妊娠22週のときに飛んでしまったのです．

▶図11-22
組織学的診断：chronic thromboendocarditis, mitral valve, operated
所見：検体は，一部弁組織の断片とそれに付着した大型のフィブリン血栓で，新旧のものが混在し，古いものは石灰化している．弁との付着部には，線維芽細胞の増殖を伴った器質化が認められているが，菌塊は明らかではない．

＊　　　　＊　　　　＊

11 患者の人生を考えた診断と治療　185

磯部　僕は昨日も入試の面接をしたけれど，受験生はみんな同じように，「患者さんの立場になって，患者さんの心を考えてあげる医師になりたいと思います」と言います．君たちも言ったでしょう？　予備校や学校で用意されたマニュアルどおりの答えであるのは知っていますが，皆そういうモチベーションをもっているのです．それが，医学的知識が増えるとともに，初心がどこかへ押しやられていくのです．今，君たちの議論を聞いていると，100％医師としての頭から出た発想です．医学からしかものを考えていません．「この患者さんの人生を考える」という視点が失われています．君たちの頭は，すでに医師頭です．

　今日は前半，患者の情報を的確に収集して論理的に考えること，理詰めでロジカルに臨床の推論をする話をしました．でも，それだけでは良い医師になれません．後半は，人間としての感性が医師の大事な能力であることを伝えました．ものの考え方も感性も，もって生まれた能力だけではなくて，自ら育み，トレーニングされるものです．

　何か質問はありますか？

学生2　結局，どうしても中絶はできないということだったのですか？　もし中絶してしまったら，逮捕されてしまうのですか？

磯部　君はどう思う？　やってはいけないか？　産科医はもちろん絶対にやりません．でも，やってあげてもいいと思いませんか？　道義的にはどう思いますか？

学生4　母体の危険が伴う緊急的な措置というのは，あり得ないのですか？

磯部　それがあり得るのが22週までなのです．23週目以降になった児は，何があっても，母体に影響があっても，育てなければいけないというのが法律です．生きる可能性があるからです．もし告発されたら，どうなると思いますか？

学生5　免許が剥奪される．

磯部　よくわからないけれど，違法なことをしたら全部罰せられると思いますか？

学生4　そんなことはないと思います．

磯部　そうだよ．例えば，君たちは来月から臨床実習をしますが，法律では保護されていません．医学生が医療行為をやっていい，患者に触れていい，病歴を聞いていいという法律はありません．でも，社会はそのことを容認しているのです．したがって，仮に患者が君たちのことを告発しても，立件されないのだと思います．

　このケースの中絶が同様かどうかは，私にはわかりません．事前に倫理委員会に申請をしても，おそらく却下されると思います．ただ，もし産科医が善意で中絶して第三者から告発されたときに，違法かどうかという判断は誰がいつ決めますか？

学生4　手術が終わってから，警察が．

磯部　実際に起きたことを見て，検察官・警察官・裁判官が判断をするわけでしょう．仮定のうえでの判断はできない，ということです．法律を犯すことは絶対に許されないことですが，実は医師をしていると，現場で悩むことは少なくありません．そういったときに大切なのは，1人で判断をしないことです．周囲の上司や多職種で相談することです．

　法律を犯してでも自分の信念に基づいて医療をした尊敬すべき医師がいます．菊田昇という産科の開業医です．僕がちょうど君たちぐらいのとき，日本の国論を二分するような大議論が起きたことがありました．妊娠末期に中絶に来た未婚の女性に出産を促して，子どもをほしがっている夫婦に養子縁組していたのです．善意に基づいた無償の行為でしたが，違法でした．菊田先生は国会でも証言をしていますが，結局，最高裁で有罪が確定しています．ただ，この事件がきっかけとなって，法律が改正されます．時間がないので，詳しいことはネットか，ご本人が書いた本を読んでください．医師としての行動を考えるうえで，過去の医師や歴史に学ぶことはとても

多いです。よく本を読んでください。
　ほかに質問はありませんか。授業はこれで終わりです。

[2015年5月／4年生 プレクラークシップ「臨床演習」]

キーワード索引

【欧文索引】

Adams-Stokes発作　79, 148
Brugada症候群　70
Charcot-Marie-Tooth病　56
chronic thromboendocarditis　184
COPD　126
Cushing症候群　120
Down症　12
Eisenmenger症候群　43
Fallot四徴症　43
Guillain-Barré症候群　109, 163
HIV関連不明熱　87
Hodgkin病　88
Hunter症候群　42
Janeway斑　43, 98
Marfan症候群　42
MobitzⅡ型房室ブロック　143, **149**
Osler結節　43, 98
Quincke浮腫　120
Raynaud症候群　56
Roth斑　43
TIA　60, 72
Wenckebach型房室ブロック　143, **149**

【和文索引】

あ

アテローム血栓症　164
アナフィラキシー　92
アミロイドーシス　151
アレルギー性血管性浮腫　120
安定狭心症　146
胃癌　36, 62, 75
息切れ　11, 65, **101**, 130
異型（冠攣縮性）狭心症　138, 151, 153
意識障害　60, 67
胃食道逆流症（GERD）　138
遺伝性血管性浮腫　120
インフルエンザ　34, 62
ウイルス性心筋炎　151
右室肥大　168
右心不全　117, 124, 141
うっ血性心不全　6, 109, 120, 177
エコノミークラス症候群　70, 140

オウム病　50

か

外傷　69, 90
咳嗽失神　80
潰瘍性大腸炎　45
過換気（症候群）　109, 124, 144
拡張型心筋症（DCM）　92, 151, 177
拡張不全（HFpEF）　106, 117
下肢静脈瘤　124
風邪（感冒）　18, 85, 119
家族性高コレステロール血症
　（家族性高脂血症）　42, 71
下腿浮腫　65, 102, **119**, 141
脚気衝心　118
癌（悪性腫瘍）　6, 13, 57, 86, 109, 131
肝機能障害　101
眼瞼浮腫　12
肝硬変　120
間質性肺炎　109, 126
肝腫大　141
感染症　29, 86, 99, 102, 117
感染性心内膜炎　43, 88, **97**, 167, 176
完全房室ブロック　92, 143, **150**
奇異塞栓　177
気胸　124, 138
逆流性弁膜症　99
急性呼吸促迫症候群（ARDS）　95, 109, 124
急性糸球体腎炎　120
急性上腸間膜動脈塞栓症　65
急性心不全　116
狭心症　40
胸痛　40, 62, 69, 119, 130
胸部圧迫感　**135**
胸膜炎　65, 124
虚血性心疾患　18, 40, 55, 63, 138
起立性低血圧　72, 73
菌血症　90
筋ジストロフィー症　164
筋肉痛　57, 69
くも膜下出血　164, 173
クレチン病　12
頸静脈怒張　44, 102, 122, 141
頸動脈洞症候群　61, 80
結核　33
血管炎　88, 124, 163
血管雑音　46, 102

血管迷走神経性失神　**80**
血栓性静脈炎　131, 140
血痰　65, 101
血流分布異常性ショック　92
高カリウム血症　151
高血圧　5, 18, 101, 162
膠原病　131, 164
高脂血症　131
甲状腺機能亢進症　75, 118
甲状腺機能低下症　12, 120, 151
好中球減少性不明熱　87
高二酸化炭素血症　126
高ホモシステイン血症　131
抗リン脂質抗体症候群　131, 140, 178
呼吸困難　65, 69, 95, 101, 121, 130
呼吸性アシドーシス　126
呼吸性アルカローシス　126

さ

細菌性心内膜炎　97, 99
左室瘤　177
左心不全　103, 117, 141
サルコイドーシス　151, 156
三尖弁閉鎖不全（TR）　44, 154, 171
子宮外妊娠　26, 65
子宮筋腫　11
脂質異常症　101
失神　3, 60, **67**, 130
脂肪塞栓　177
収縮性心膜炎　92
収縮不全（HFrEF）　106, 117
重症筋無力症　109, 163
腫瘍細胞塞栓　177
循環血液量減少性ショック　92
消化性潰瘍　18
上気道炎　18
状況性失神　72
上大静脈症候群　154
静脈血栓　120, 140
ショック　**91**, 99
徐脈性不整脈　74
徐脈頻脈症候群　74
自律神経失調症　15
心アミロイドーシス　44, 153
腎盂腎炎　88
心筋炎　92, 138, 177
心筋梗塞　59, 67, 92, 124, 138, 177

神経調節性失神　61, 72, **76**
心原性失神　72, 74
心原性ショック　2, 92
心原性脳塞栓症　164, 177
心サルコイドーシス　**158**
心室細動　2, 70, 92, 148
心室中隔欠損（VSD）　43, 99, 171
心室頻拍　74, 92
心臓突然死　79, 148
心臓弁膜症　74
心タンポナーデ　92, 109
心停止　79
深部静脈血栓　124, 130
心不全　40, 98, 101, **114**, 124
腎不全　120
心房細動　6, 44, 65, 165, 177
心房粗動　177
心房中隔欠損（ASD）　43, 85, 93, 177
心房粘液腫　177
膵炎　57, 90
睡眠時無呼吸症候群　117
脊髄損傷　164
脊椎管狭窄症　41, 57
全身性エリテマトーデス（SLE）　131, 177
全身性炎症反応症候群（SIRS）　90
喘息　2, 109, 124, 138
先天性房室ブロック　151
僧帽弁逸脱（MVP）　85, 99, 177
僧帽弁狭窄（MS）　7, 48, 177
僧帽弁閉鎖不全（MR）　93, 85, 170
粟粒結核　88

た
帯状疱疹　56
大動脈炎症候群　46
大動脈解離　57, 59, 92, 139
大動脈弁狭窄（AS）　7, 45, 74, 92, 170

大動脈瘤　57, 92
高安動脈炎　46, 62, 163
多発神経炎　163
多発性硬化症（MS）　163
低血圧　3, 65, 122
低酸素血症　**95**, 126, 144
低二酸化炭素血症　126
低プラスミノーゲン血症　131
てんかん　72
洞結節機能不全　74
糖尿病　56, 70, 162
洞頻脈　105
動脈幹開存症（PDA）　43
動脈硬化　80

な
肉芽腫　42
乳癌　13
尿崩症　92
妊娠　120, 131, **161**
妊娠高血圧症候群　120, 131
ネフローゼ症候群　120
脳炎　88
脳血管疾患　18, 60, **164**
脳梗塞　60, 98, 162, 172
脳出血　162
脳腫瘍　109, 162
脳塞栓　6, 94
脳動静脈奇形　76

は
肺うっ血　47, 103
肺炎　6, 50, 88, 95, 124
肺癌　13, 33
肺気腫　109
肺結核　109
敗血症　**90**, 118
敗血症性ショック　92
肺血栓塞栓症　109, 124, **130**, 138, 144
肺高血圧症　102, 123
肺水腫　103, 122, 139

肺性心　109
排尿・排便失神　81
播種性血管内凝固症候群（DIC）　95
バセドー病（Graves病）　59
発熱　45, 65, **85**, 101, 121
非細菌性心内膜炎　177
肥大型心筋症（HCM）　74, 151
非定型肺炎　50
頻脈　98
不安定狭心症　145
腹部腫瘤　57
浮腫　**120**
不整脈　40, 68, 72, 92, 147
不眠症　18
不明熱　**87**
閉塞性ショック　92
閉塞性動脈硬化症（ASO）　41, 57
閉塞性肥大型心筋症（HOCM）　45, 74, 92, 99
片麻痺　**161**
房室ブロック　74, **143**

ま
末梢動脈塞栓症　163
慢性心不全　6, 35, 116
めまい　65, **79**
門脈圧亢進症　120

や
夜間発作性呼吸困難　104, 121, 138
疣贅　94, 175

ら
ラクナ梗塞　164
卵円孔開存　177
両心不全　108, 117
両側腎動脈狭窄　46
リンパ性浮腫　120, 124
労作性狭心症　33

＜著者略歴＞
磯部光章　東京医科歯科大学循環器内科 主任教授（2017年3月現在）
1978年　東京大学医学部医学科卒業
1980年　三井記念病院内科
1985年　東京大学医学部第三内科助手
1987年　ハーバード大学マサチューセッツ総合病院心臓内科リサーチフェロー
1993年　信州大学医学部第一内科助教授
1999年　東京医科歯科大学医学部第三内科助教授
2001年　東京医科歯科大学大学院医歯学総合研究科循環制御内科学教授
（2017年4月～　公益財団法人日本心臓血圧研究振興会附属 榊原記念病院院長）

専攻分野：内科学，循環器内科学，移植免疫学，医学教育
専門医：循環器専門医，脈管専門医，動脈硬化学会専門医，移植認定医
公職：共用試験実施評価機構医学系OSCE部会長，日本学術会議会員，厚生労働省臓器移植委員会委員長（元職を含む）
学会活動：日本心不全学会理事長，日本循環器学会理事，日本心臓病学会理事，などを歴任
ガイドライン作成：「心臓移植の提言」「血管炎」各班長，「心不全」「新サルコイドーシス」「心筋炎」ほか各班員
編集委員：Circulation Research，ATVB，JMCC，Journal of Cardiac Failure，ほか
受賞：朝日学術奨励賞（1984年），日本循環器学会Young Investigator's Award最優秀賞（1986年），日本循環器学会第1回八木賞（1992年），日本心臓財団佐藤賞（1997年）
　　　ベストポリクリ賞個人賞，ベストレクチャー賞（1999, 2000年：信州大学医学部卒業生より）
　　　ベストティーチャー賞（2003, 2004, 2007～2009, 2014, 2015, 2017年：東京医科歯科大学卒業生より）
特許：心臓拒絶反応の診断と治療に関連する米国・日本の特許5件

症候から診断・治療へ
―循環器診療のロジックと
　全人的アプローチ―

定価：本体 4,000 円＋税

2017 年 3 月 25 日発行　第 1 版第 1 刷 ⓒ

著　者　磯部　光章
　　　　いそべ　みつあき

発行者　株式会社　メディカル・サイエンス・インターナショナル
　　　　代表取締役　金子　浩平
　　　　東京都文京区本郷 1-28-36
　　　　郵便番号 113-0033　電話(03)5804-6050

印刷：アイワード／表紙装丁：トライアンス

ISBN 978-4-89592-876-2　C3047

本書の複製権・翻訳権・上映権・譲渡権・公衆送信権(送信可能化権を含む)は(株)メディカル・サイエンス・インターナショナルが保有します。
本書を無断で複製する行為(複写，スキャン，デジタルデータ化など)は，「私的使用のための複製」など著作権法上の限られた例外を除き禁じられています．大学，病院，診療所，企業などにおいて，業務上使用する目的(診療，研究活動を含む)で上記の行為を行うことは，その使用範囲が内部的であっても，私的使用には該当せず，違法です．また私的使用に該当する場合であっても，代行業者等の第三者に依頼して上記の行為を行うことは違法となります．

JCOPY 〈(株)出版者著作権管理機構　委託出版物〉
本書の無断複写は著作権法上での例外を除き禁じられています．複写される場合は，そのつど事前に，(社)出版者著作権管理機構(電話 03-3513-6969，FAX 03-3513-6979，info@jcopy.or.jp)の許諾を得てください．